失智照護專科醫師推薦的輕鬆照護方案，

延緩患者病程發展、減輕家人壓力，長照必備萬用手冊

陪他走更遠

今井幸充／著

龔婉如／譯

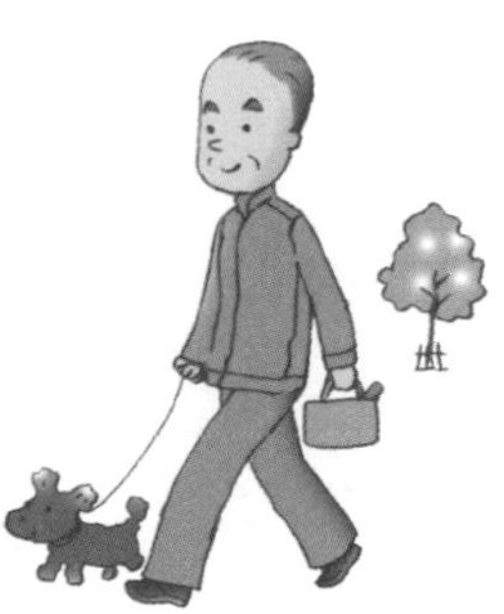

前言

每天看診、進行失智症診療時，筆者最常做的就是診斷什麼疾病造成失智症，並隨時調整藥物以控制失智症病程惡化。但其實失智症的治療並不僅只於此。失智者會逐漸失去生活自理的能力，非常需要家屬或專業照護人員的協助。因此除了患者本人，家屬在生活中也會承受極大的壓力，同樣需要接受精神層面的照護與關懷。

最近的一項調查指出，日本國內的失智症患者人數將近五百萬人，另外還有四百萬人屬於輕度知能障礙，可說是失智症危險群。如何預防失智症、早期發現早期治療、罹患失智症後應該如何減緩病程的進行、什麼才是對照護者來說更輕鬆的照護，顯得十分重要。

目前的醫學尚未掌握阿茲海默型失智症的發病原因，預防方法也尚不明確。但許多研究結果都指出，阿茲海默型失智症的發病和糖尿病、高血壓、高血脂等慢性病有很大的關聯。因此若想預防阿茲海默症等失智症，就必須和預防慢性病一樣，從飲食習慣及日常生活習慣著手。

最近的研究已經證實及早服用失智症的藥物，對於抑制病程發展是有幫助的。因此失智症的早期診斷和早期治療在治療上有很大的意義。目前獲得許可的抗失智症藥物共有四種，至於臨床上該選擇哪一種藥物，則必須仰賴家屬及照顧者所提供的訊息來決定。而且，照護者正確了解藥物的使用方式與時機，也能幫助醫師確實掌握藥物的效果及副作用。因此照護者正確認識失智症的病情與治療的知識也是非常重要的事。

失智者所表現出來的特有行為，會為照顧者帶來很大的負擔。但如果能正確解讀這些行為背後的意義，就能採取適當的處理方式，更可藉此減少這些會在生活中造成困擾的行為出現，有效減輕照顧者的負擔。

對居家照護的家屬們來說，大家都想知道怎麼樣的照顧方法才最輕鬆。建議家屬不妨多利用看護保險服務和各地社會資源。目前政府正大力推動高齡者的在地照護相關政策，家屬如果能確實掌握這些訊息，並多利用適合的服務，就能多少減輕照護家屬的重擔。

失智症會為患者的生活帶來各種不便，加上目前的醫學還未能治癒失智症，因此在治療失智症的過程中，「如何妥善照顧失智者的生活起居」是相對重要的一件事。本書以簡單易懂的方式詳細介紹了失智症的病症、藥物治療、精神行為症狀（BPSD），並在每個項目中重要的地方以插圖輔助說明，希望能讓讀者對失智症有更深入的理解。

失智症和任何疾病一樣，都會讓人感覺棘手而痛苦，因此要事先了解如何預防疾病發生，發病後也不用愁眉苦臉，而應該找出與疾病和平相處的方法。每個人都會老，都有罹患失智症的可能。希望本書能對失智症預防有所貢獻，並為家屬們提供更輕鬆的照護方式。

和光醫院院長　今井幸充

CONTENTS

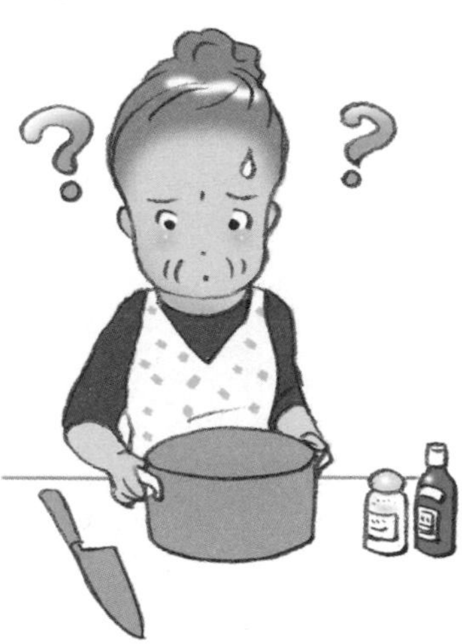

第三章
進入失智症後的照護方法（BPSD的處理方式）

如何與失智者相處

什麼是BPSD？

BPSD的處理方式

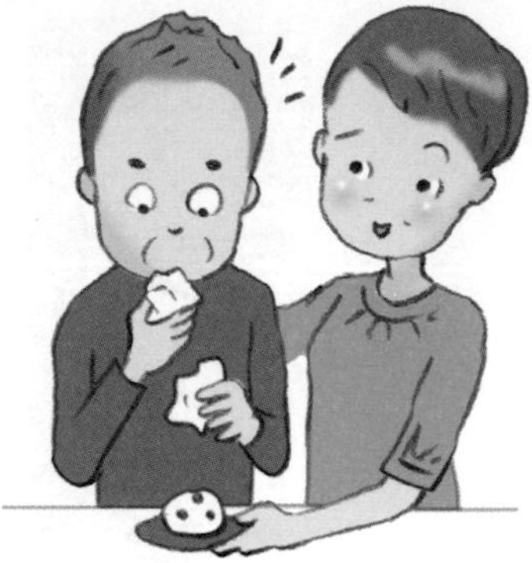

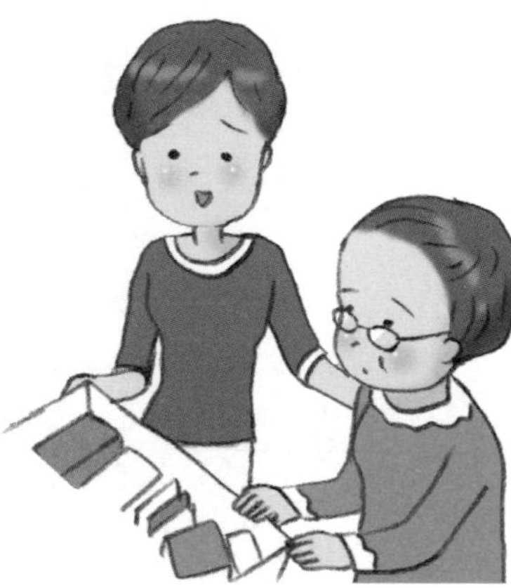

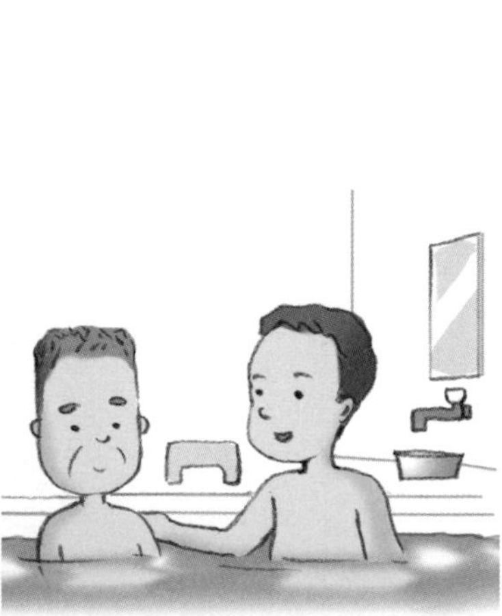

第一章

了解失智症

失智症的病程

失智症的病程進展

失智症分成很多種類，大多會持續惡化。惡化的程度和原因則有很大的個人差異。

表現出來的症狀和嚴重程度因人而異

每個失智者的病因不同，加上身體狀況、周遭環境、照護的差異，病程也會有所不同。

因此，確診失智症的當下並無法得知日後病症惡化的狀況，也無法斷定患者是否會出現徘徊、幻覺等讓照顧者心力交瘁的相關症狀，未來會惡化至何種程度也無法預期。

但比較確定的是，大多數的失智症都是會逐漸惡化的。

若是**阿茲海默症**所引起的失智症，初期的病程惡化緩慢，中期之後開始越來越快，進入晚期之後速度會再變慢。

而如果是**血管性失智症**的話，則會在每次腦血管病變後更加惡化，呈現階段性惡化。

阿茲海默症所引起的失智症病程

阿茲海默型失智症的惡化程度，可以使用七階段的FAST量表進行評估。這份量表將**日常生活功能（ADL）**的障礙程度進行分類，一般來說分為三期（初期、中期、晚期）。

初期會逐漸出現記憶力和定向感障礙，隨著病程發展，日常生活功能（ADL）的障礙會越來越嚴重，進入後期之後惡化程度越來越快。此外，患者本身個性和環境因素所引發的周邊症狀到了中期會變多，進入晚期之後反而減少。

影響失智症病程的原因

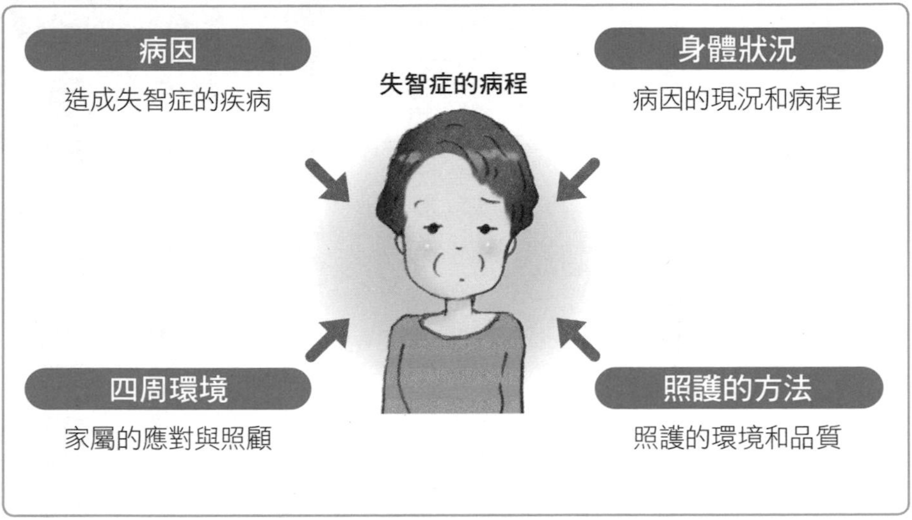

阿茲海默型失智症的病程

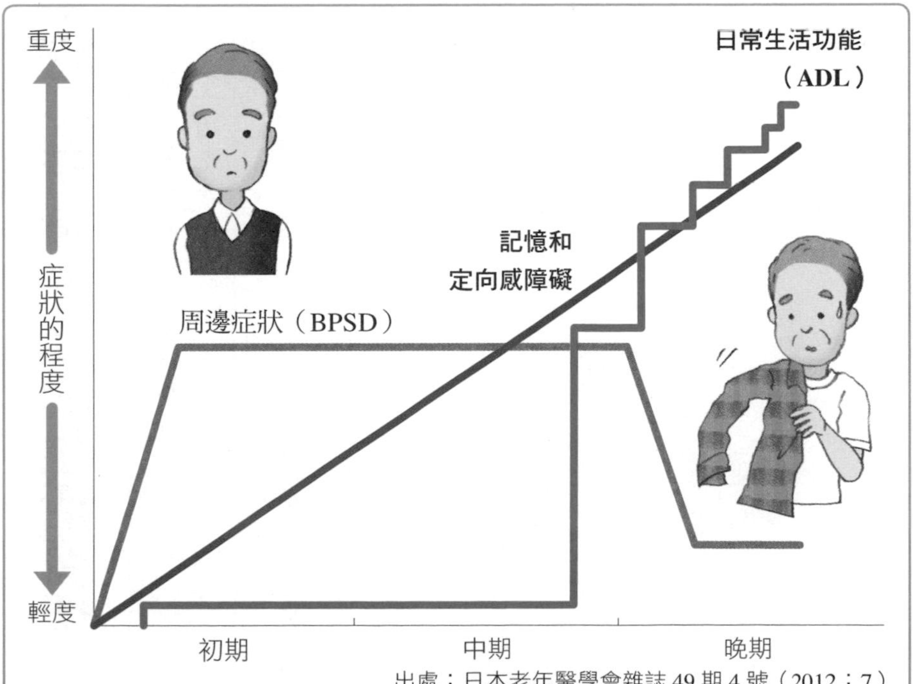

出處：日本老年醫學會雜誌 49 期 4 號（2012：7）

失智症的病程

早期、初期的重點是培養不持續惡化的生活習慣

失智症是一種發病後就無法停止病情惡化的疾病，但越早接受治療，就越能延緩惡化。

規律的生活習慣有助維持腦部功能

失智症的初期症狀包含了健忘次數增多、說話時經常使用「那個」、「這個」等代名詞、重複講同一件事情等。

但即使已經出現這些症狀，只要妥善處理，就可以延緩失智症的惡化。

原則就是維持規律的生活習慣。每天在固定時間起床，像平常一樣刷牙、洗臉，在能力範圍內做些打掃、煮飯等家事，就能盡可能維持對時間與邏輯順序的認知功能。

再加上均衡的飲食、適當的運動和良好的睡眠品質，就能讓身體維持良好狀態，這些都是非常重要的（參考第二章）。

妥善的處理方式可延緩惡化速度

照顧者面對患者的態度有時會加速病程惡化的速度。

尤其是初期失智症，這個階段的患者只有部分大腦功能退化，千萬不要因為病患做得不好或做錯事而表現出傷害其自尊心的反應。

也有些患者在初期會出現憂鬱症狀，如果一直鼓勵患者、覺得這麼做都是為他好，反而會把患者逼得太緊而加速病情惡化。

若患者出現憂鬱症狀，應盡快接受檢查，並依照醫師指示服用藥物。

初期失智症延緩病情惡化的四個重點

維持規律生活

- 固定時間起床。
- 繼續維持基本生活習慣（刷牙、洗臉等）。
- 在能力範圍內進行簡單的家事，如打掃、洗碗、煮飯等。

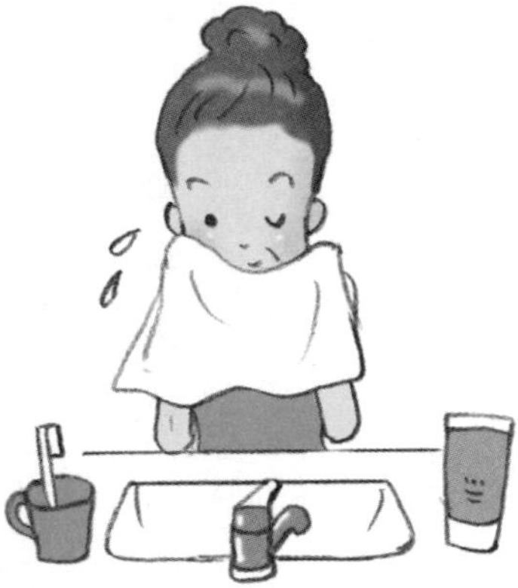

飲食、運動、睡眠

- 注意飲食均衡。
- 適度運動。
- 良好的睡眠品質。

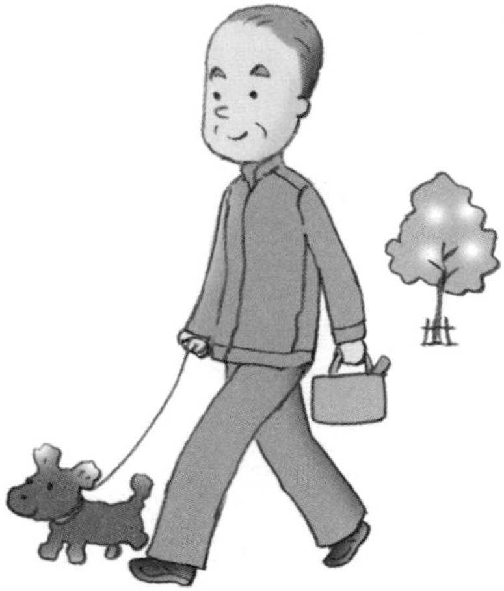

不傷害患者的自尊心

- 不大聲斥責。
- 不伸手制止或強迫其行為。
- 笑容以對。

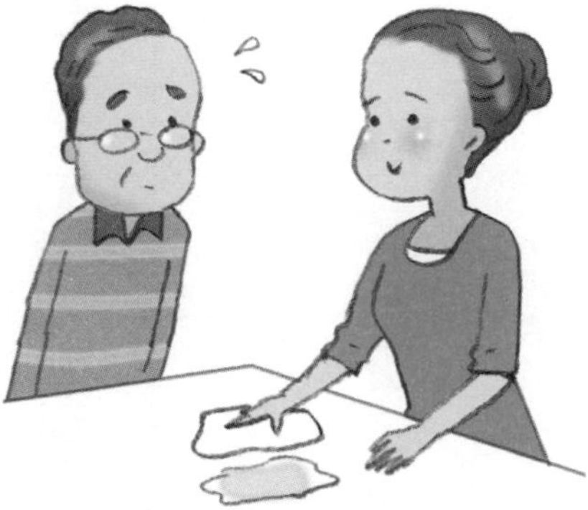

善用未受影響的各種功能

- 讓患者幫忙處理能力範圍內做得到的事情。
- 配合患者的步調。
- 不催促、不將患者做到一半的事情搶過來做。

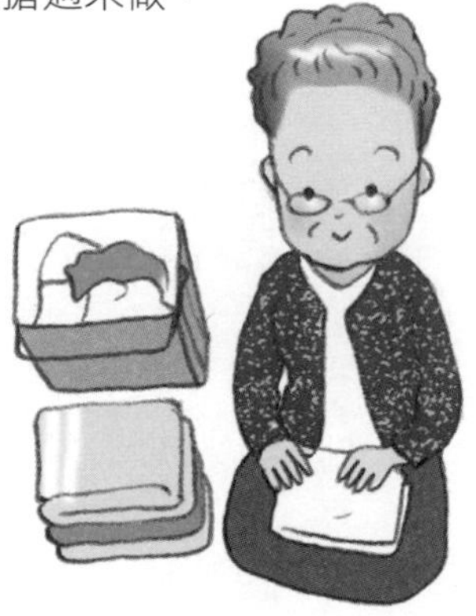

失智症的病程

中期的重點在於減緩 BPSD 症狀

進入中期後，許多患者經常出現徘徊、失禁行為而造成照顧者的負擔。這個時期的照顧重點在於減輕這些症狀。

使照顧者感到負擔的BPSD

進入中期之後，患者除了記憶力變差，也經常會出現定向感障礙，例如不知道自己身在何處、不知道時間等。

同時也經常出現徘徊、暴力、失禁、幻覺等讓照顧者不知該如何是好的症狀。這些症狀稱為**BPSD（失智症的精神行為症狀）**，會因患者的性格、身處的環境不同而有個別差異。不是所有患者都會產生，每個人的障礙程度也不盡相同。

獲得失智者的信賴可以減輕照顧者的負擔

妥善的照顧方式，可以有效減緩或改善BPSD症狀。

照顧者應試著理解失智者為什麼做出這樣的行為，照顧時避免情緒化，讓失智者知道我們是和他站在同一邊的，他們才會放心地將自己交給照顧者。

此外，音樂治療和寵物治療等復健方式對於穩定失智者的情緒也很有幫助。

用心照顧失智者的同時，也要記得隨時管理好自己的健康。

當失智者開始出現BPSD症狀時，會讓照顧者的身心都感覺疲累。

到了這個階段，家屬之間就必須討論如何分配，輪流負擔照護工作，讓每個照顧者擁有自己的私人時間。

進入中期後的重點在於BPSD的處理方式

減輕 BPSD 症狀

獲得失智者的信任

· 避免情緒化。
· 試著理解失智者的感受。
· 讓失智者感覺大家和他站在同一邊。

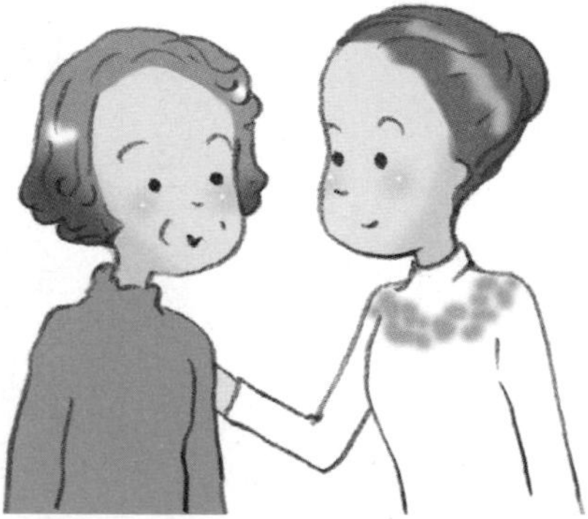

進行復健

· 只要患者的精神狀況穩定，就比較不會出現 BPSD 症狀。

藥物治療

· 使用藥物可以減輕抗憂鬱、幻覺、妄想等症狀。

※BPSD ＝失智症的精神行為症狀（Behavioral and Psychological Symptoms of Dementia）。

減輕照顧者的負擔

共同分擔照顧責任

· 請其他家人協助，就算只能幫忙晚上時段也有很大的幫助。
· 家族成員之間建立輪班制度，以確保照顧者的私人時間。

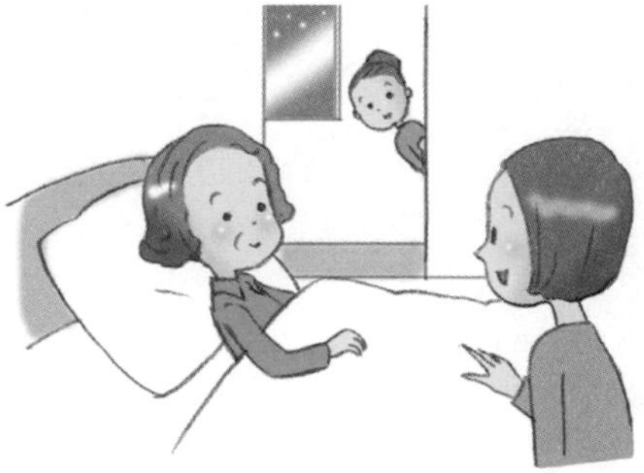

多利用照護服務

· 多利用相關機構的日間照護、短期托顧等服務，也能減緩症狀惡化。

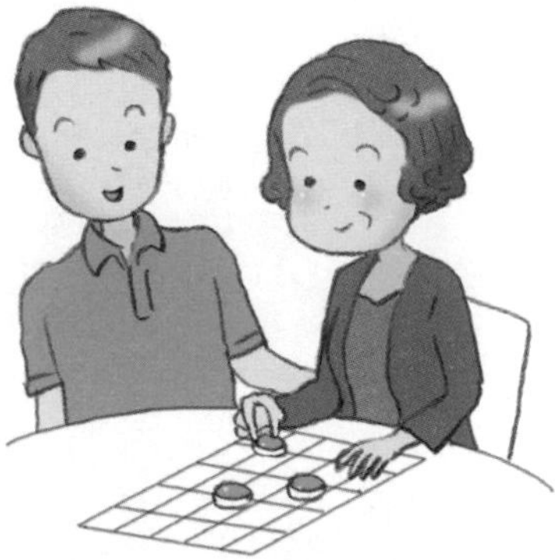

進入晚期後也有許多減輕照顧負擔的方法

進入晚期後，失智者生活中的所有行為幾乎都需要人協助。照顧者的疲累感也容易到達頂點。

運動功能退化就會隨時需要照護

失智症進入晚期後，患者會因為認知功能衰退而不太能正常與人對話，也會出現異食（吃下不該吃的東西）、玩弄排泄物等生理相關的症狀。

運動功能退化則會引起行走障礙、吞嚥障礙、排尿排便障礙等。

在這個階段中，徘徊、暴力、妄想、睡眠障礙等症狀都會獲得改善，但日常生活中幾乎每一件事情都需要人幫忙。

善用照護服務以減輕負擔

進入晚期之後，照護時必須特別注意避免各項危險。

因為患者的感官麻痺，因此就算因為使用刀具或打火機而受傷，也無法表達疼痛。也可能發生吞嚥障礙引發吸入性肺炎或其他生理上的疾病。

照顧失智者，沒有假期也看不見終點，持續照顧失智者經常會讓家屬感到身心俱疲。

當失智症狀越來越嚴重時，就應該仔細思考如何減輕照顧者的負擔。

方法有很多，例如：居家照護的話可多利用私人的照護服務，或尋找願意接受失智症患者的照護機構等。建議平常就要多收集相關訊息，才不會措手不及。

進入晚期之後，照顧者的負擔會突然變得沉重

認知功能衰退的速度變快

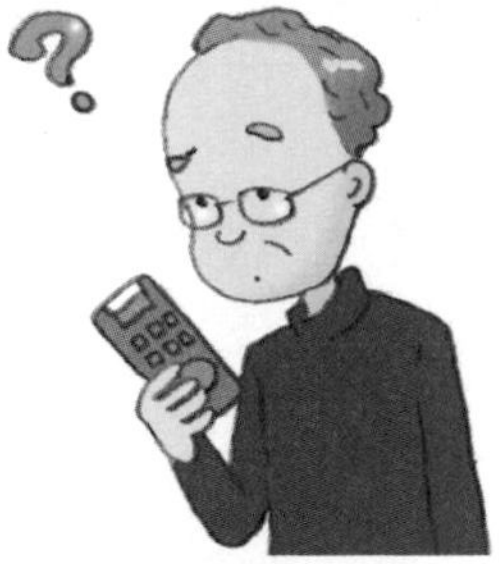

· 無法與人對話。
· 不知道東西如何使用，甚至連這個東西是什麼都不知道。
· 出現異食、玩弄排泄物等無法置之不理的症狀。

運動機能衰退

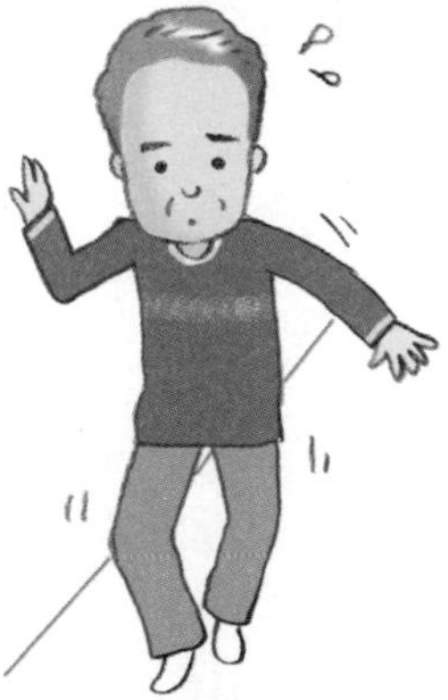

· 出現行走障礙、吞嚥障礙、排尿排便障礙等現象，生活作息需要旁人協助。
· 一旦臥床，免疫力就會降低，比較容易生病。

需要特別留意身體狀況

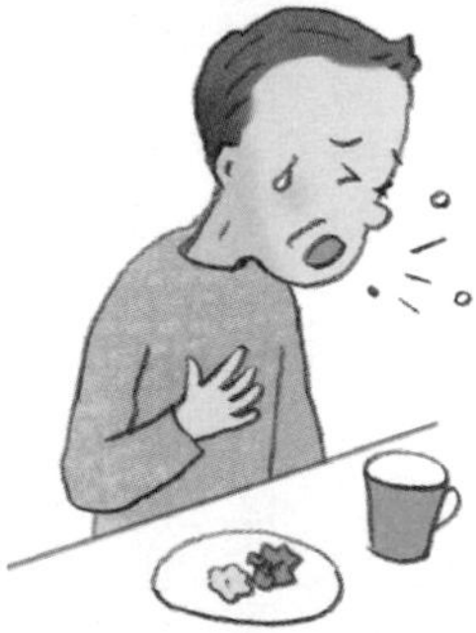

· 是否併發其他生理上的疾病。
· 是否在照顧者不留意時受傷。
· 是否因吞嚥困難引起肺炎。

可多利用照護服務以減輕照顧者的負擔

居家照顧

· 照顧服務
· 日間照護
· 短期托護……等

送到養護設施

· 失智者養護機構
· 自費老人安養中心
· 老人照護福利設施……等

發現與治療

什麼是失智症？

隨著年紀增長、經常忘東忘西之後，很多人會擔心自己是不是得了失智症。但其實年齡造成的健忘和失智症的健忘是完全不同的。

失智者會忘記自己曾做過某些事情

隨著年齡逐漸增長，很多人開始會忘記東西放在哪裡、一下子想不起人名等等，但還是可以回想起放東西之前做了什麼事、記得和這個人見面時所發生的事情。這種是屬於年齡增長的健忘。

但如果是失智的話，甚至會忘記自己放過這樣東西、見過這個人，即使有人在一旁提醒也完全想不起來。

大腦功能退化使日常生活出現障礙

失智症會使患者的記憶力和判斷力產生障礙、大腦功能明顯退化。

還在初期階段時，失智者會記不太清楚幾天前做過什麼事，接著會慢慢忘記幾分鐘前、幾秒前發生的事情。

但很久之前的記憶卻幾乎不受影響，所以會變成「近的事情記不住，古早時候的事情怎麼也忘不了」。

出現記憶障礙後，失智者會遇到很多挫折，例如無法記住新的事情、忘記自己正要去哪裡結果迷了路、忘記關瓦斯爐等。

很多失智者會因此說不出話、與人說話雞同鴨講、不知道今天幾月幾號星期幾、不會使用工具或家電用品等，在生活上產生各種不便，有些人還會因此變得憂鬱或性格大變。

「年齡漸長的健忘」和「失智症引起的健忘」有何不同？

年齡漸長的健忘	失智症引起的健忘
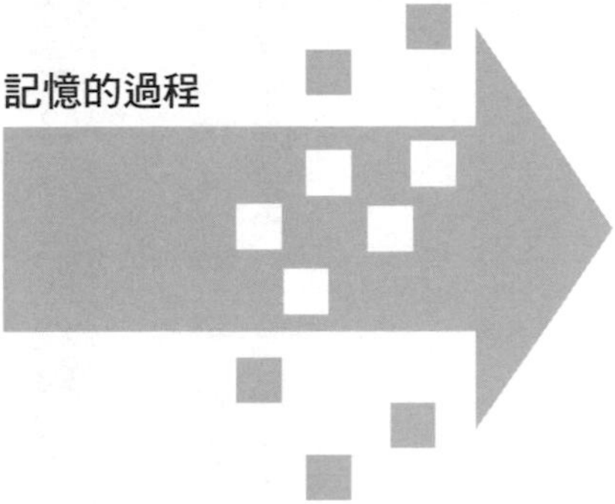	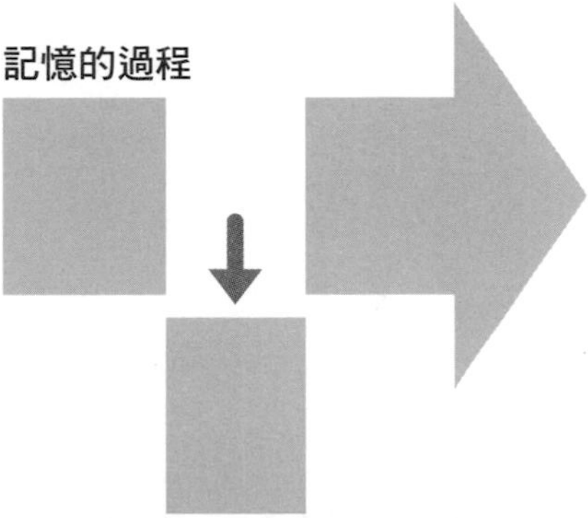
忘記事情的某個部分， 但記得自己做過這件事	曾經發生過的事情會 從記憶中消失
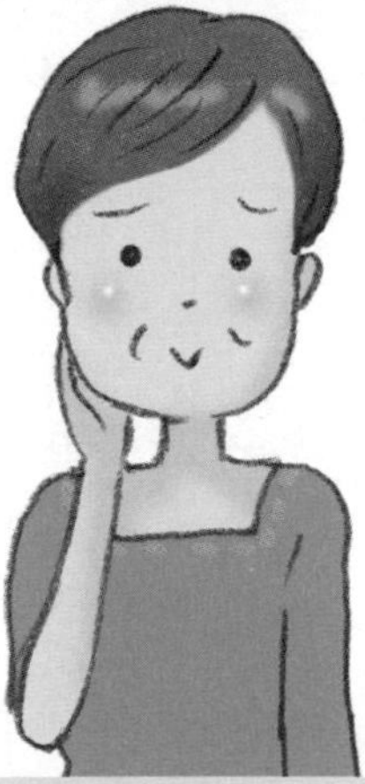	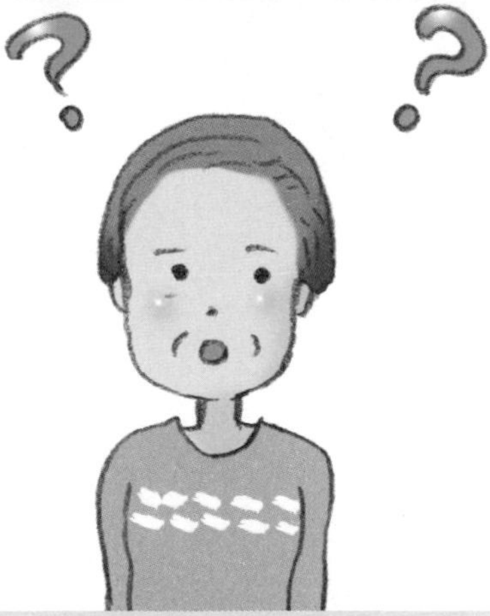
・旁人提醒的話就可以想起來 ・知道自己忘記了 ・不會短時間內惡化 ・判斷力和理解力都很正常 ・不會對日常生活造成困擾	・旁人提醒也想不起來 ・不知道自己忘記了 ・會慢慢越來越嚴重 ・判斷力和理解力越來越差 ・對日常生活造成困擾

發現與治療

最近好像看起來怪怪的

失智症的早期發現、早期治療非常重要。如果發現家人最近怪怪的，就可以找機會和家庭醫師討論一下。

最早發現症狀的是患者本人

其實最早發現失智症的都是患者本人。患者會發現自己最近健忘很嚴重、本來會做的事變得不會做了，做任何事情都變得很麻煩。發現自己出現這些症狀之後，就開始產生「該不會得了失智症吧」的想法而感到不安。但是患者本人很少向人透露這些不安，反而會想盡辦法隱瞞這些症狀，因而感到壓力，加快了病程。

懷疑是否罹患失智症時，同住家屬的反應就顯得非常重要。如果發現家人突然變得怪怪的，就必須仔細觀察這樣的狀況「是否偶爾才會出現」、「最近發生的次數是否頻繁」。

一旦發現「好像怪怪的」就該和家庭醫師討論

如果覺得家人的思考能力和判斷力變差、有可能得了失智症，就應該盡早和家庭醫師討論。如果患者本人不排斥的話，最好能前往**記憶門診、精神科或神經內科**接受檢查。但如果前往精神科就診會使患者感到不安的話，先找家庭醫師討論也是可以的。

如果沒有家庭醫師或固定看診的醫療院所，可以直接打電話到設有記憶門診、神經內科或精神科的醫院尋求協助。

發現家人好像怪怪的時候，不妨馬上詢問「最近身體狀況怎麼樣？」。這才是預防失智症惡化的第一步。

出現以下症狀時應接受醫師診療

①最近的記憶力變得很模糊

同一件事情問很多遍、忘記和人約定的事情、時間、姓名。或是想不起最近的事、弄丟重要的東西、忘記關水電瓦斯。

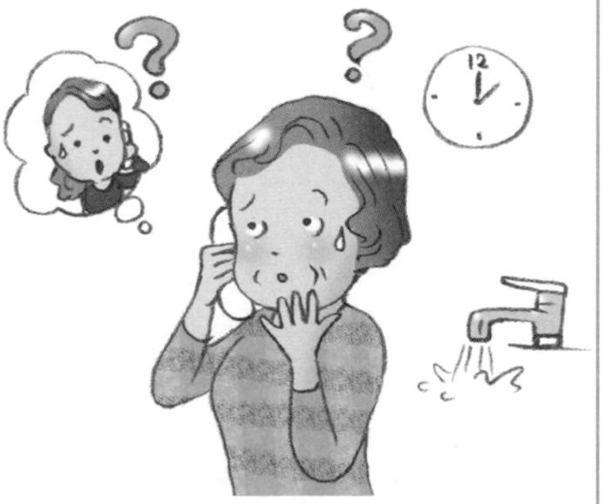

②提不起勁

本來很活潑、很有行動力的人變得不愛出門。服裝儀容變得越來越隨便，好像對身邊的事物都不感興趣似的。

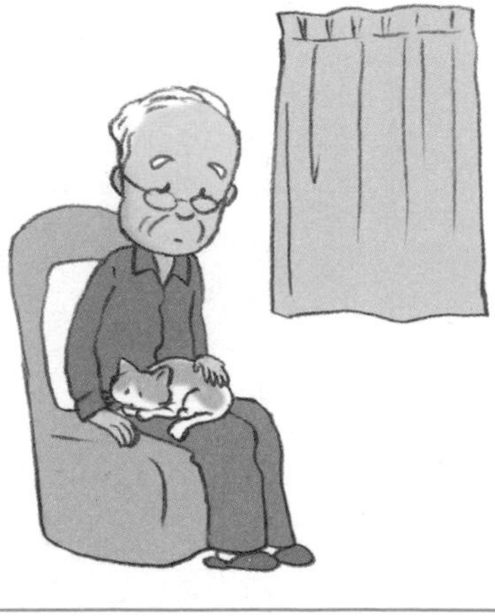

③本來會做的事變得不會做了

本來經常煮飯或整理家務，卻變得不會做了。一些本來做得很順手的事情變得不會處理、計算錯誤等。

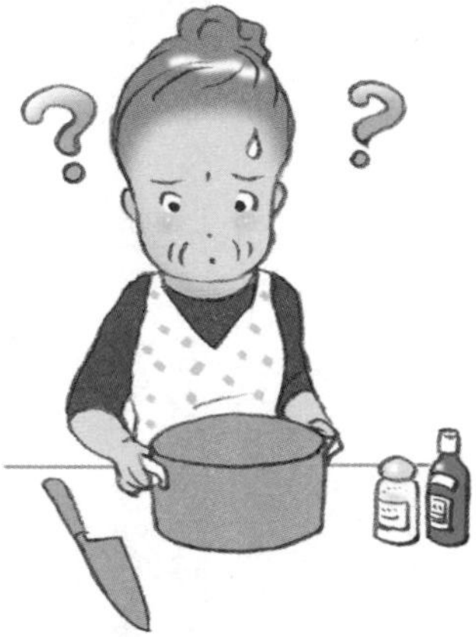

④個性好像變了個人

本來個性沉穩的人突然變得易怒、容易懷疑身邊的人。相反地，也有人會從霸氣十足、有稜有角的個性變成好好先生。

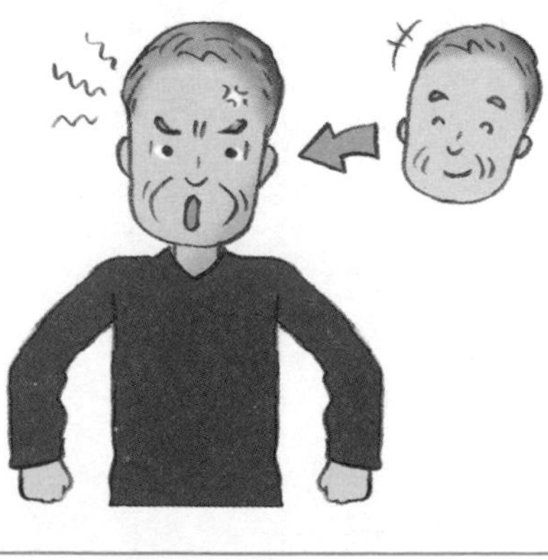

發現與治療

失智症如何診斷？

失智症的診斷需經過問診、診察、檢查結果才能判定。過程中非常需要家屬提供的訊息，因此一定要由家屬陪同。

事先把要告訴醫生的內容整理好

到了醫療院所後會先接受問診。醫護人員會先詢問就醫的症狀、日常生活中受到影響的地方、過去病史、目前有無患疾、服用中的藥物、目前的生活環境、親屬的病史等問題。

這時家屬提供的訊息非常重要。因為有時候會讓患者本人和家屬分別接受問診，以觀察患者和家屬陳述的內容是否有落差，並藉此進行診斷。

醫護人員也能根據家屬所觀察的生活細節來判斷失智症的病程。到醫院之前，不妨將一些日常發現的症狀都先記錄下來。

問完診後，接著接受醫師的診察。醫師會根據問診的內容再仔細詢問患者本人，來判斷是否有罹患失智症的可能。

藉由各種檢查找出造成失智症的原因

若醫師懷疑可能罹患失智症，就會進行神經心理檢查、各種影像檢查，也可能視患者狀況再增加血液檢查、心電圖檢查等。

神經心理檢查用來確認患者的記憶力和判斷力。一般來說都是使用MMSE（簡易智能測驗），以問答題方式進行。

影像檢查用來檢查患者的大腦狀態。CT和MRI可看出腦部梗塞和萎縮的狀態是否為血管性失智症。SPECT則是檢查大腦的血流量，及早診斷出早期阿茲海默型失智症。

失智症的診斷過程

問診

為了正確掌握患者的症狀，家屬提供的訊息是非常重要的。可以在就診前先把具體症狀條列出來。
- 具體的症狀及日常生活中發生的問題。
- 過去病史。
- 目前的患疾和服用中的藥物。
- 親屬的病史……等。

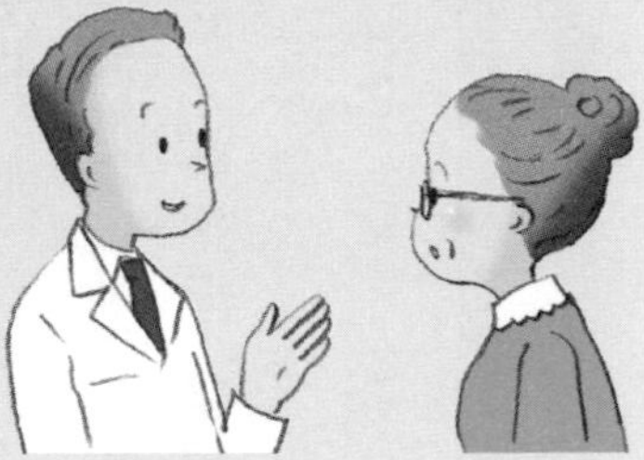

↓

診察

根據問診的內容詢問患者本人。除了量血壓、聽診之外，也會檢查發聲、聽力、手腳是否麻痺、步行狀態等。

↓

檢查

神經心理檢查
記憶力、判斷力的檢測

- MMSE（Mini-Mental State Examination）簡易智能測驗

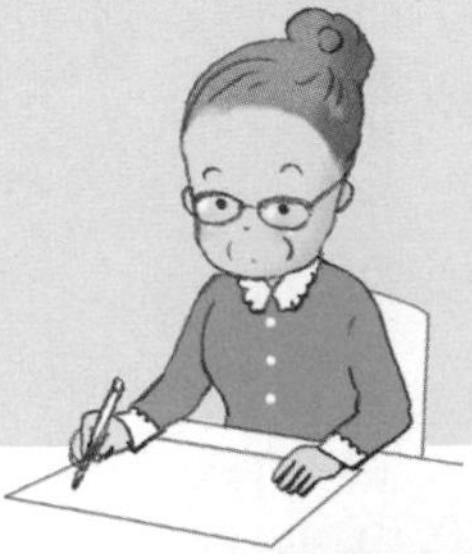

影像檢查
確認大腦狀態

- 了解腦部梗塞和萎縮狀態
  CT（電腦斷層）
  MRI（磁振造影）
  MRA（磁振血管攝影）
- 可診斷出早期阿茲海默型失智症
  SPECT（單光子放射斷層掃描）
  PET（正子斷層造影）

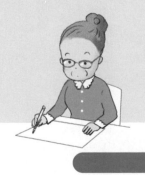

↓

診斷

發現與治療

失智症如何治療？

現在的醫學還無法救回失智症患者已經失去的功能，但有一些方法可以延緩惡化程度。

失智症的治療目的在於維持尚未退化的功能

造成失智症的原因有很多，某些原因造成的失智症是可以治療的，但大部分來說都無法完全治癒。因此失智症治療重點會放在如何減緩病狀惡化的速度、維持剩下的功能、減輕並改善症狀使日常生活不會產生障礙。

一般來說治療時會採用藥物治療合併腦力復健。

藥物治療合併腦力復健的治療方式

藥物治療有三種方法，分別為①針對造成失智症的原因所做的治療、②針對失智症造成的各種症狀進行治療、③針對器官所產生的症狀進行治療。

例如針對阿茲海默症等疾病所造成的認知功能障礙，會投予抗失智症藥物。針對亢奮、妄想、幻覺等症狀，就會投予精神藥物。若有日夜顛倒、失眠等症狀，就會投予治療失眠的藥物等。

腦力復健則是為了盡可能維持大腦的剩餘功能。

腦力復健的方法很多。例如藉由回想人生經歷來刺激腦部的懷舊治療，或是幫助患者正確認知時間、地點的定向感訓練等。進行復健時要特別注意不要勉強患者，以免造成過大的壓力。

再加上家屬妥適的照顧，可以幫助部分患者達到症狀減緩甚至消失的成果。

失智症的藥物治療

①針對失智症的病因
· 阿茲海默症的治療藥物（參考 P26）
· 改善腦循環、腦代謝的藥物……等

②針對失智症造成的症狀
· 抗精神病藥物
· 抗憂鬱藥物、情緒穩定劑
· 抗焦慮藥物
· 安眠藥物……等

③ 針對各器官產生的症狀

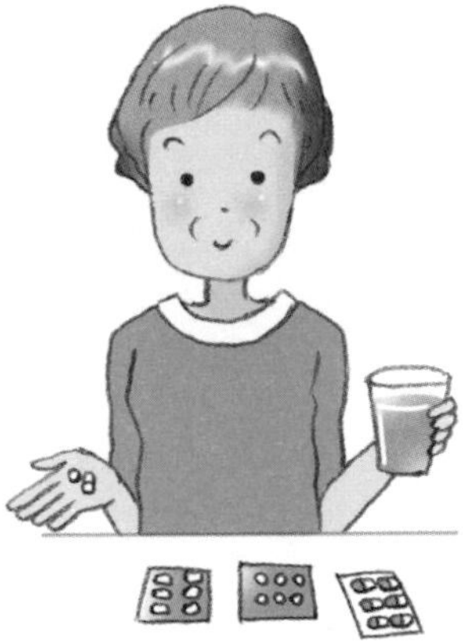

腦力復健的方法

懷舊療法
喚起患者過去的記憶，工作人員從旁協助與互動，藉以穩定患者的情緒。

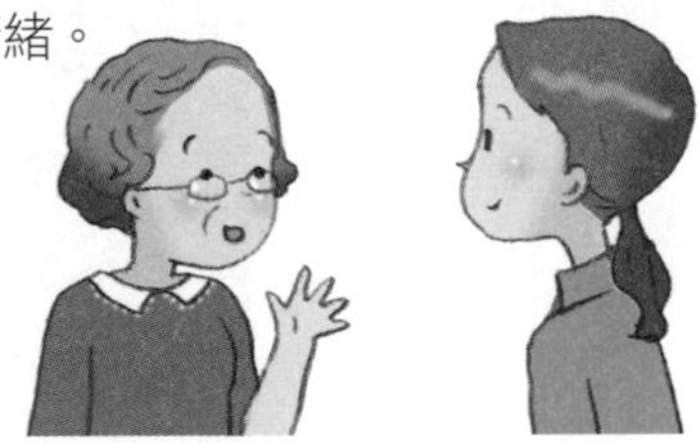

定向感訓練
加強失智者對現實生活的認知，例如時間、場所等。

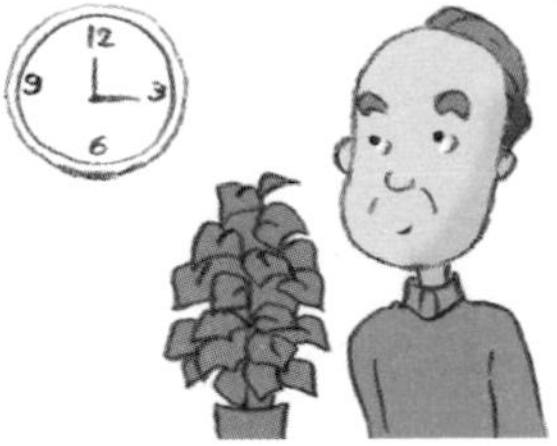

音樂治療
讓患者演唱孩提時期的兒歌、演奏簡單的樂器，達到放鬆、穩定情緒的效果。

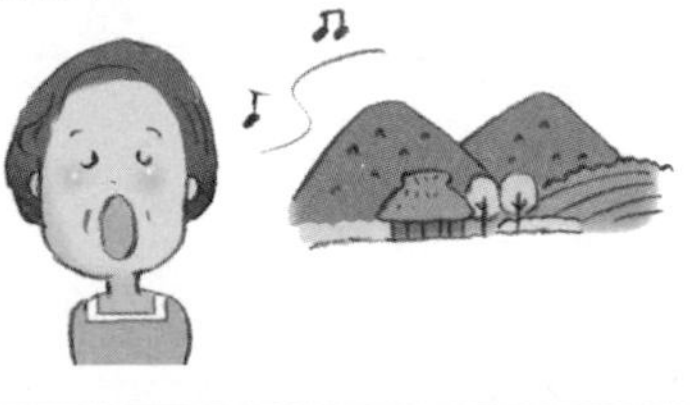

寵物治療
和動物接觸、進行交流，不但能放鬆心情，還能提高患者的自主性。

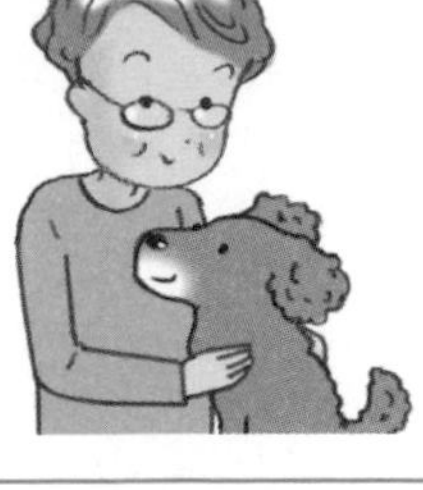

發現與治療

藥物治療有助改善阿茲海默型失智症

目前對治療阿茲海默型失智症有效果的藥物共有四種獲得許可，醫師可以根據病程開立適合的處方。

認知功能障礙起因於神經細胞脫落

失智症是由於患者的腦神經細胞因為不明原因脫落，因而引起認知功能障礙。

阿茲海默型失智症則是因為β類澱粉蛋白沉積於大腦，侵害腦神經細胞，使幫助神經功能的物質（神經傳導物質）功能受損，進而引起記憶障礙。

目前治療阿茲海默型失智症的藥物共有兩大類，功能都在於促進神經細胞功能。

促進神經細胞功能的兩大類藥物

一種是避免乙醯膽鹼（與記憶相關的神經傳導物質）從腦中流失的藥物（膽鹼酶抑制劑）。

這種藥物會和分解酵素（膽鹼酯酶）結合，減緩神經傳導物質被分解，以抑制乙醯膽鹼流失。

這種類型的藥物有Donepezil、Galantamine、Rivastigmine共三種，其中Rivastigmine為貼片。

另一種為保護神經細胞的藥物（NMDA受體拮抗劑）。這種藥物能和過於活躍的NMDA受體結合，避免多餘的鈣離子進入，藉以調整與記憶相關的訊息傳導。Memantine即是這一類型的藥物。

目前這兩類藥物的根本治療效果還在臨床實驗中。

對阿茲海默型失智症有效的2類藥物

膽鹼酶抑制劑

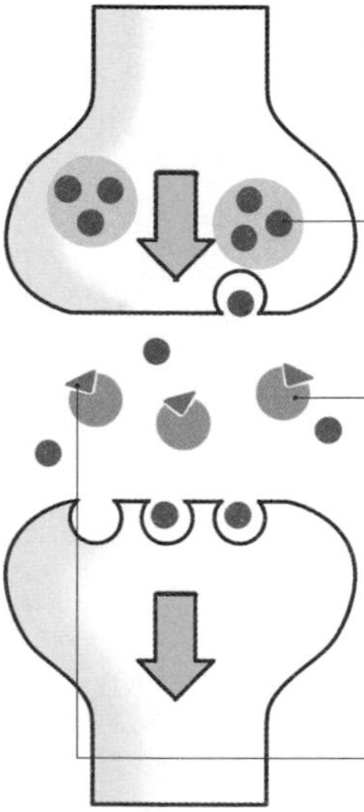

阻礙分解酵素的功用，避免神經傳導物質減少。

- **Donepezil**
  藥物名稱 愛憶欣
- **Galantamine**
  藥物名稱 利憶靈
- **Rivastigmine**
  藥物名稱 憶思能

NMDA 受體拮抗劑

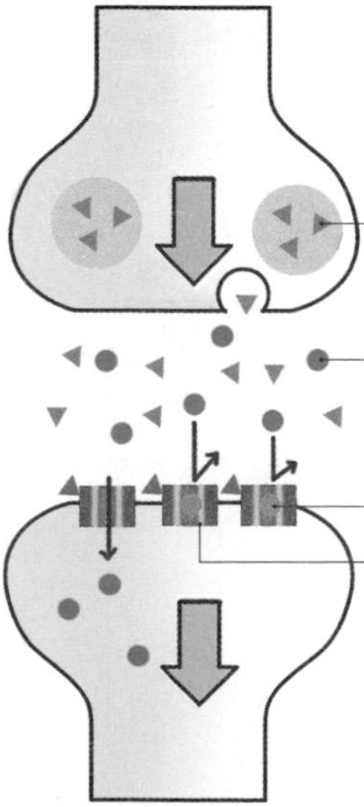

能抑制過多的刺激、保護神經細胞。和膽鹼酶抑制劑合併使用的效果更好。

- **Memantine**
  藥物名稱 憶必佳

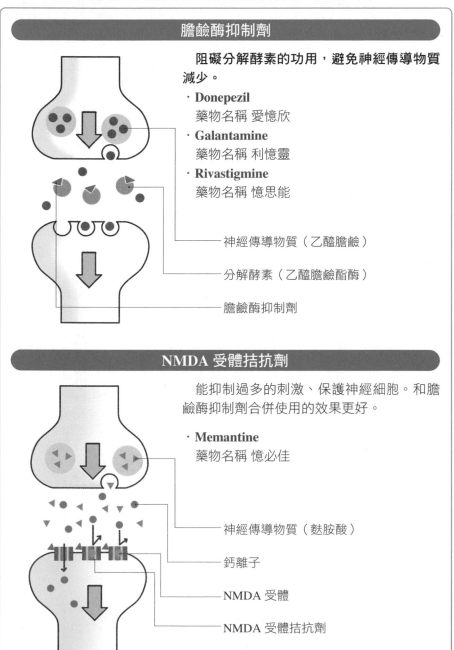

發現與治療

早期發現能延緩病情惡化

大部分的失智症都是逐漸惡化，很容易就會錯過接受就診的最佳時間點，因此越早開始治療，就越能延緩病程。

早期發現能大幅改善失智症的病程

很多人就算已經感覺家人的樣子好像怪怪的，卻很難接受失智症的事實，或是會覺得可能是自己想太多，因此很容易就錯過了就診的最佳時機。失智症和其他疾病一樣，早期發現對於之後的病程有很大的影響。

約有一成左右的失智症是因為可經由外科治療的疾病所造成。但是如果太晚找出原因，病程也會持續進行而失去恢復的機會。

此外，若罹患的是阿茲海默型失智症，是可以藉由藥物進行治療的，早期開始服用藥物，並在適合的時間點開始合併使用兩種類型藥物，對於減緩病程有一定的效果。

若只是失智症高危險群還有可能恢復

即使在病情尚未進展到失智症之前，早期發現也非常重要。出現認知功能衰退症狀時，很有可能是罹患了MCI（輕度知能障礙）。

這就是所謂的失智症高危險群，大約有50%的人會在五年內發展成失智症。根據日本厚生勞動省統計，日本的MCI人口推估有近四百萬人（二〇一〇年數據）。

如果初期就被醫生診斷為MCI，就可以趁早接受適當的治療並改善生活習慣，如此就可能恢復認知功能，延緩失智症發病的機會。

早期發現真的很重要！！

有些失智症是可以治療的

如果是腦腫瘤、慢性硬腦膜下腔出血、常壓性水腦症、腦血管疾病等原因造成，早期治療的話就有可能恢復。

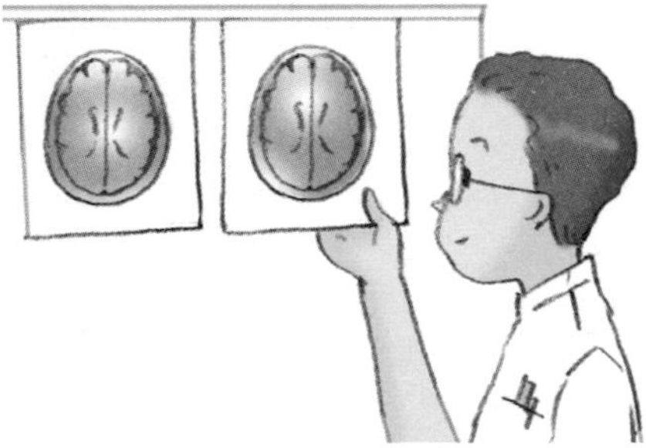

藥物治療的效果是可預期的

如果是阿茲海默型失智症，早期接受適合的藥物治療，就能有效延緩病程。

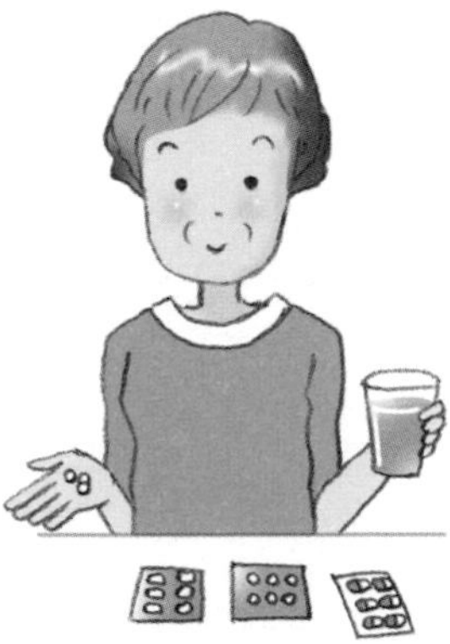

越早開始治療，就越能延緩病情惡化

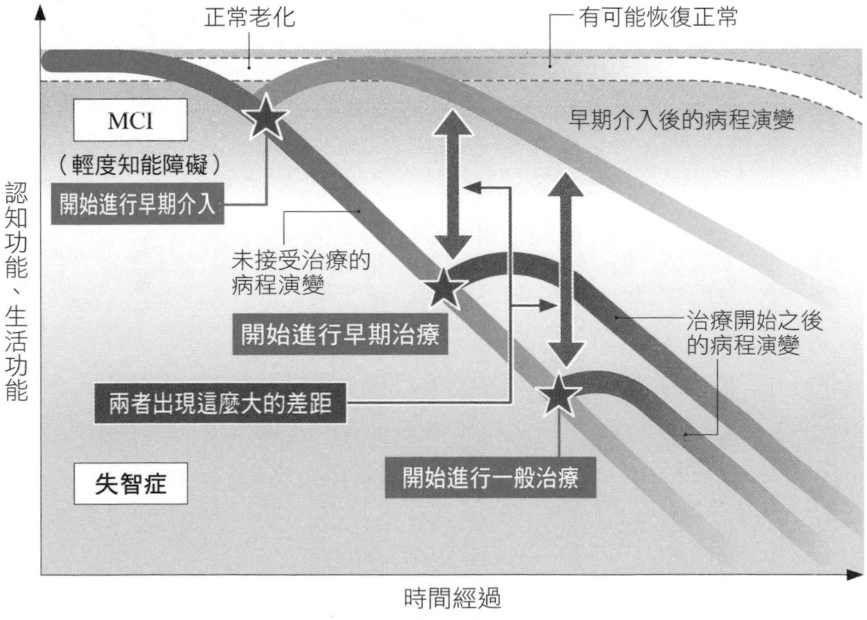

發現與治療

診斷出失智症之後，家屬也不用驚慌

患者被診斷為失智症之後，許多家屬都會陷入愁雲慘霧之中。但其實及早接受事實，可以讓日後的照護生活輕鬆許多。

告知時需有家屬陪同

一般來說，一旦確診是失智症之後，除了告知患者家屬，也會讓患者本人知道自己的病情。

早期失智症患者只有部分認知功能退化，對於自己的病情理解是沒有問題的。再加上近年來失智症的治療方法及處理方式已經越來越明確，社會整體對失智症的理解也有長足的進步。若患者本人和家屬都能接受罹病的事實，就能盡可能趁早維持較好的生活品質。

盡早接受事實，開始著手準備照護所需

話雖如此，但是否每個人都能在第一時間就接受家人罹患失智症的事實呢？

一般來說，確診之後家屬都會產生「不知所措、否定」的情緒，不知道如何面對才好，因而感到混亂與不安。習慣患者的症狀之後，就會逐漸調適，也才終於能「接受」這個事實。

但其實患者本人所感覺的不安與絕望比家屬更深刻，而在患者與家屬處於這種情緒糾結的同時，失智症的病程也持續在惡化。

家屬如果能及早接受失智症的事實，就可以及早為日後的照護生活做好準備，照顧者也才不會突然陷入手忙腳亂，這樣不但能對患者帶來正面的影響，也能稍微減輕一些照護時的負擔。

確診為失智症之後，家屬可以做這些準備！

決定由誰擔任主要照護者

家屬共同討論由誰擔任主要照顧者，並由其決定照顧的方針。也要同時討論家屬之間的工作分配，不能把所有事情丟給主要照顧者。

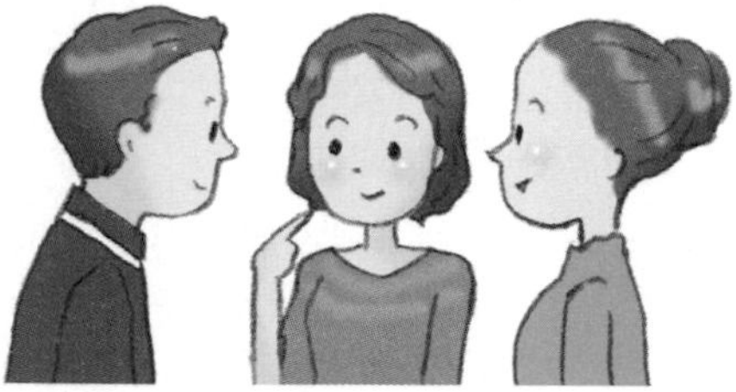

申請身心障礙手冊

身心障礙手冊從申請到核准需要花不少時間。必須經過醫生詳細檢查、問診及觀察治療反應等，經三到六個月才能確定診斷以及協助申請。

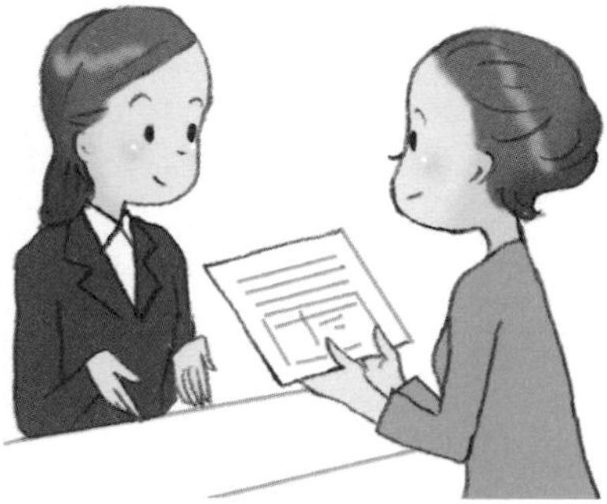

收集所在地的照護服務及照護設施相關訊息

平常可以多收集一些所在地照護服務及照護設施的相關訊息，以備不時之需，最好還能親自前往參觀。

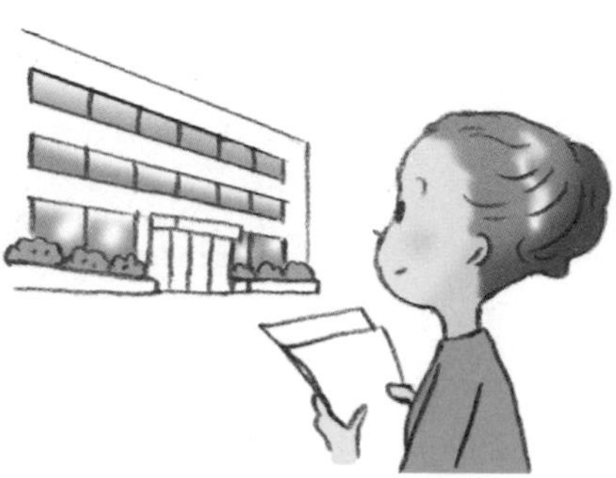

尋求支持或家屬團體的協助

參加團體交流可以認識和自己相同處境的人、聽到許多過來人的經驗，減輕患者和家屬的不安。不妨參與各失智症協會所舉辦的失智症家屬活動，尋求協助。

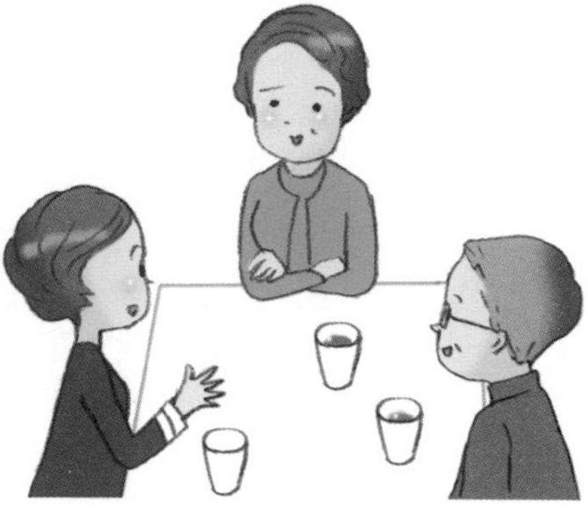

病因

哪些疾病會造成失智症？

失智症並不是一種病名，而是罹患某些疾病之後產生的症狀。治療方法會因病因不同而改變，因此必須對病因有所了解。

腦部以外的疾病也會引發失智症

很多人都有「失智症＝阿茲海默症」這樣的誤解，但其實造成失智症的原因有很多，甚至多達一百種以上。

引發失智症的病因可以分成以下幾類：①腦部神經受到破壞，如阿茲海默症、②腦出血、腦梗塞等腦血管病變、③顱部外傷或腦腫瘤等疾病。

此外，腦部以外的生理疾病如內分泌異常、感染、代謝失調、營養失調、中毒等，也有可能引發失智症。

某些失智症是可以治療或預防的

最常見的失智症有阿茲海默型失智症、血管性失智症、路易氏體失智症、額顳葉型失智症這四種，約占所有病因的90％。

有些失智症患者同時存在兩種以上的病因，最常見的是阿茲海默型失智症合併血管性失智症，約佔整體失智症的三分之一。

若失智症是因為腦部神經受到破壞所引起，就無法進行根本性的治療。但若失智症的病因可以經由外科手術或藥物治療獲得改善，就有可能改善失智症的症狀或預防失智症發生。

此外，有些疾病的症狀和失智症非常相近，這些都是可以經由藥物治療改善的。因此及早接受醫師診斷並找出病因，是治療失智症的第一步。

造成失智症的病因超過100種！

造成失智症的病因及比例

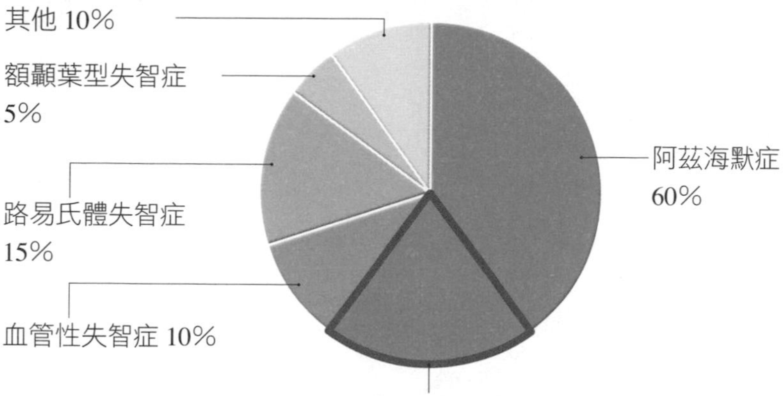

阿茲海默症患者中有 1/3 合併其他血管性失智症

病因	失智症的類別
腦部神經病變	阿茲海默型失智症、路易氏體失智症、額顳葉型失智症、帕金森症、亨廷頓氏症（Huntington's Disease）、進行性上眼神經核麻痺症（Progressive Supranuclear Palsy）、脊髓性小腦萎縮症（Spinocerebellar Degeneration）、大腦皮質基底核退化症（Corticobasal Degeneration）等。
腦血管病變	血管性失智症、賓斯旺格症（Binswanger's disease）、多發性梗塞型失智症（Multi-infarct Dementia）、大、中血管梗塞型失智症、出血性失智症等
頭部外傷	慢性硬腦膜下腔出血、腦挫傷、腦內出血等
惡性腫瘤	腦部腫瘤、癌症、腦膜炎等
內分泌疾病	甲狀腺功能低下、副甲狀腺功能亢進、腎上腺皮質機能低下、腎上腺皮質機能亢進等
感染	庫賈氏病（Creutzfeldt-Jakob disease）、愛滋病腦病變（HIV encephalopathy）、單純疱疹病毒腦炎（Herpes simplex encephalitis）、梅毒性腦膜炎等
代謝、營養異常	韋尼克氏腦病變（Wernicke encephalopathy）、肝性腦病變（hepatic encephalopathy）、維生素 B_{12} 缺乏症 、脱水等
中毒	藥物中毒、酒精性失智症、一氧化碳中毒、金屬中毒等
其他	常壓性水腦症、缺氧性腦病變（Hypoxic Encephalopathy）等

病因

阿茲海默型失智症的特徵和處理方式

阿茲海默型失智症約占失智症病因的六成左右。剛開始會出現記憶力衰退，之後身體機能更會每況愈下。

初期容易發生記憶障礙和迷路

阿茲海默型失智症的發病原因是大腦中沉積了一種名為β類澱粉蛋白的蛋白質，並破壞正常的神經細胞，使大腦萎縮而發病。

患者的大腦從後半部開始萎縮，接著慢慢向外延伸。一旦掌管近期記憶的海馬迴也產生病變，患者的記憶力就會衰退，連自己曾經歷過的事情都會忘記。等到頂葉、顳葉、枕葉聯合區也發生病變，就會無法正確認知時間和地點，容易迷路、分不清楚晝夜。

患者犯錯或做不好時，以認同取代否定

發生記憶力衰退之後，患者就會忘記自己的行為、不會察覺自己做不好某些事情，因而會怪罪別人或說謊打馬虎眼。這時家屬不應該指正患者，而是應該順著他的話，讓他的情緒穩定下來。如果過度斥責，反而會使患者變得情緒化，而加速病情惡化。

此外，這個時期的患者很容易把所有精神放在同一件事情上，照顧者應該適時引導患者將注意力轉移到其他事情。

阿茲海默型失智症的危險因子除了老化和遺傳之外，還會受到高血壓、糖尿病、飲食、抽菸、運動、知性活動等生活習慣的影響。平常注意飲食均衡並適度運動也可以延緩症狀的惡化。

阿茲海默型失智症的危險因子

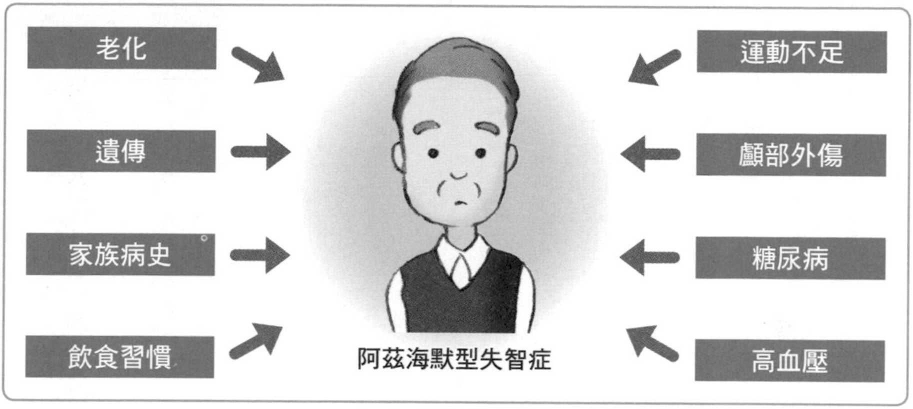
老化
遺傳
家族病史
飲食習慣
運動不足
顱部外傷
糖尿病
高血壓
阿茲海默型失智症

阿茲海默型失智症的病程

初期

- 迷路
- 重複提出一樣的問題
- 付錢等動作開始有障礙
- 會弄丟東西、忘記放在哪裡
- 判斷力變差
- 情緒變得不穩定，彷彿變了個人

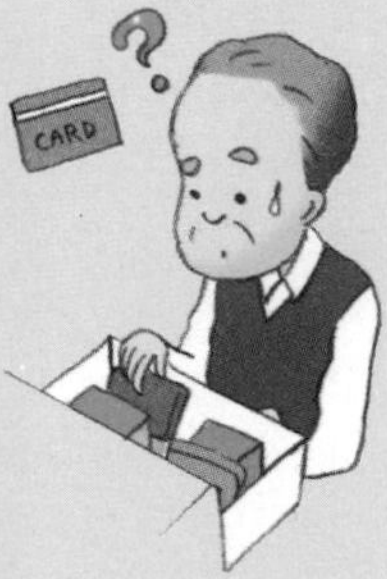
CARD

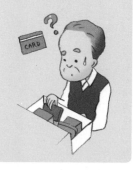

中期

- 開始不認得家人或朋友
- 記憶障礙越來越嚴重
- 失禁的次數變多
- 變得不會穿衣服、不會使用家電用品、不知道做家事的順序
- 變得較常走失
- 出現幻覺或妄想等症狀

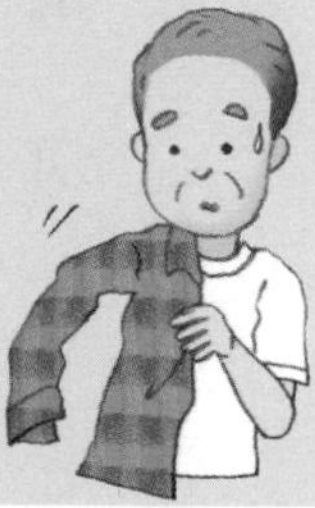

晚期

- 變得無法與人溝通
- 無法順利吞嚥水或食物（吞嚥困難）
- 發出呻吟
- 身體機能衰退，發生行走障礙等
- 排尿排便困難

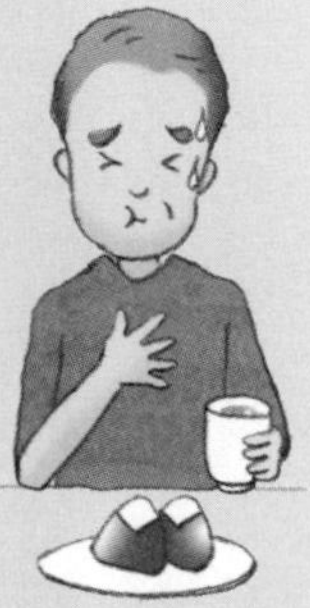

病因

血管性失智症的特徵和處理方式

血管性失智症的發病人數僅次於阿茲海默型失智症。病程會隨著時間慢慢惡化，但也有可能獲得改善。

腦梗塞和腦出血而引發的失智症

血管性失智症是因為腦部血管阻塞（腦梗塞）或腦部血管出血（腦出血）等腦血管病變所引起。

有些患者在腦血管出問題後就馬上出現症狀，也有些患者是重覆發生小中風，病況逐漸嚴重而出現失智症的症狀。

如果能在早期就知道是哪種慢性病引起腦梗塞和腦出血（如高血壓、糖尿病、高血脂等），並積極接受治療與復健，就能抑制病程發展速度。

障礙程度的起伏變化明顯

血管性失智症表現出來的症狀會因為血管病變的部位不同而有差異。許多血管性失智症患者不會有阿茲海默型失智症的記憶障礙症狀，而是出現生活功能困難。

這類失智症患者的認知功能有明顯的起伏現象，例如做得到的事和做不到的事情會彼此混淆、記憶力衰退但沒有理解力不足的問題。

開始出現這些症狀之後，家屬只需要在患者做不好的時候適時提供意見或協助，如果是患者可以自己處理好的事，就只要在一旁陪伴即可。

此外，患者可能會無法克制自己的情感，容易產生情緒失控的症狀。可能會因為一點小事變得激動或是陷入憂鬱，家屬應該冷靜處理。

血管性失智症的特徵

- 血管障礙部位不同會表現出不同症狀。
- 做得到的事和做不到的事產生混淆。
- 早期就可能出現行走障礙、手腳麻痺、排尿障礙、發聲障礙、夜間譫妄等症狀。
- 多發生於過去曾罹患腦血管病變、高血壓、糖尿病、高血脂的患者身上。
- 容易因為記憶障礙而出現生活功能困難。
- 情緒容易失控。

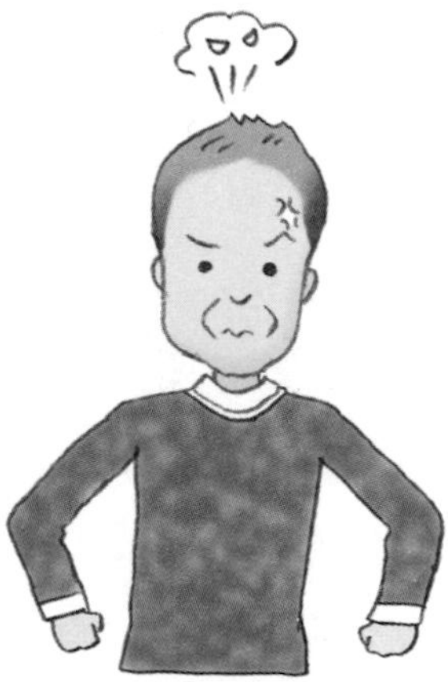

血管性失智症的病程

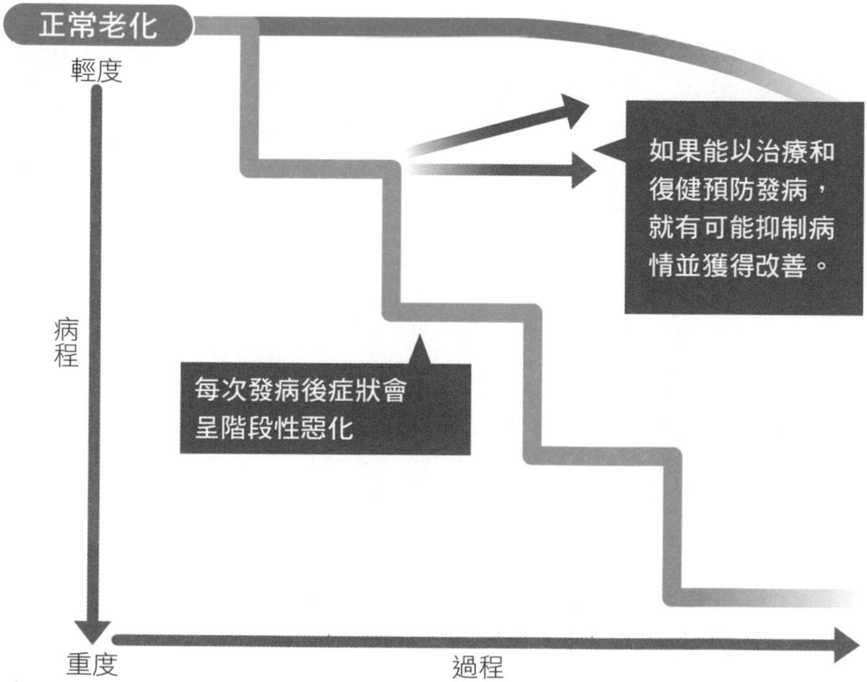
正常老化
輕度
病程
重度
過程
如果能以治療和復健預防發病，就有可能抑制病情並獲得改善。
每次發病後症狀會呈階段性惡化

病因

路易氏體失智症的特徵和處理方式

路易氏體失智症會伴隨許多和帕金森症類似的症狀。初期的記憶障礙並不明顯，因此增加了診斷的困難度。

路易氏體會引發帕金森症

路易氏體是一種特殊蛋白質構造，出現在大腦的神經細胞中之後會使大腦萎縮進而發病。目前醫學界已經證實路易氏體會引發帕金森症，如果沉積在腦幹就會引發帕金森症，出現在整個大腦皮質的話就會引發路易氏體失智症。

路易氏體失智症在初期不太會出現失智症典型症狀記憶障礙，而且有些帕金森症患者在發病後會演變為失智症，病症惡化之後更是很難再加以區分。

和帕金森症之間的差異在於初期的幻覺和妄想

路易氏體失智症的特徵在於發病後會出現幻覺和妄想等精神症狀。

發現患者出現視幻覺症狀後，不要急著否定，應該向他說明這是一種「大腦的疾病」，並安撫其不安的情緒。而且最好是由醫師向患者本人說明病情。

當患者出現妄想症狀時，可以順著患者的話反問他，過一會之後再設法轉移其注意力，可以使患者平靜下來。

帕金森症患者要特別注意跌倒並加強身體的運動功能。患者的認知功能退化之後就會變得不願意積極進行復健，因此可以多邀請患者外出散步或是在家做些家事。

路易氏體失智症與帕金森症

路易氏體出現在整個大腦皮質

↓

路易氏體失智症

路易氏體只出現在腦幹

↓

帕金森症

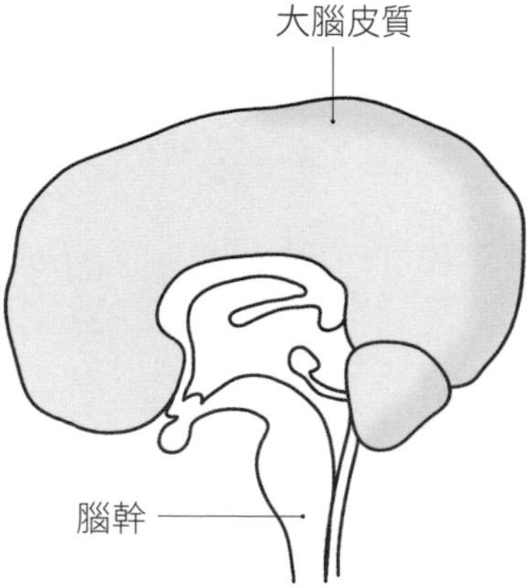

路易氏體失智症的特徵

和帕金森症類似的症狀

發病之後馬上就會出現帕金森症的代表性症狀「錐體外徑症候群」(經常跌倒、走路搖搖晃晃、手抖等)。

視幻覺和妄想等精神症狀

不論白天或夜晚，都會看到清晰且色彩鮮明的人、物或昆蟲出現(視幻覺)。

會因為人物錯認（對著電視會鏡子說話的錯認症候群)、幻想別人會偷他東西、被害妄想、忌妒妄想等症狀而吵鬧。

快速動眼期睡眠行為障礙

在淺眠的時候會作夢、發出奇怪的聲音、揮舞手腳。

認知功能的好壞起伏劇烈

認知功能的狀況時好時壞，有時候是一天好、一天壞，有時候是同一天裡有時好、有時壞。

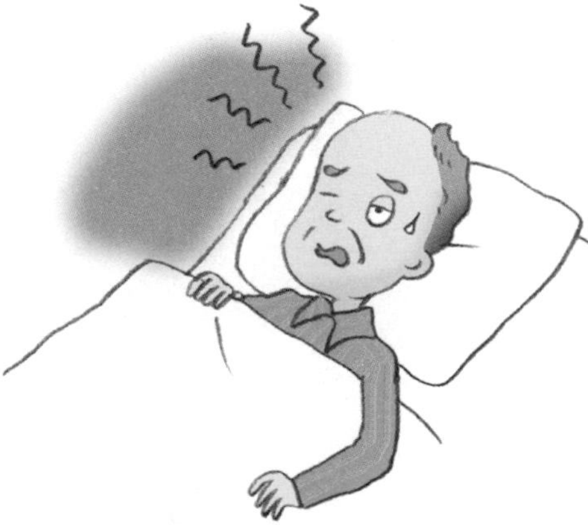

病因

額顳葉型失智症的特徵和處理方式

額顳葉型失智症的病齡較早，初期經常會被診斷為憂鬱症或精神分裂症。

初期較少出現記憶和定向感障礙

額顳葉型失智症是因為額葉和顳葉萎縮所引起，可以從患者的這些部位發現較多的 Tau 蛋白和 TDP-43 等特殊蛋白質沉積。

額葉掌管意識、思考、情緒與行動控制，顳葉則是掌管記憶力、判斷力、語言、味覺和聽覺等感官。大部分額顳葉型失智症患者以額葉的萎縮較為明顯。

因此患者很容易產生人格變化和反社會行為，較少出現與記憶和定向感（認知目前的時間、場所的能力）相關的障礙。

出現反社會行為後應該立即就醫

額顳葉型失智症初期很少出現健忘的狀況，日常生活中的行為也不太受影響，因此通常不會懷疑是失智症。大多是當患者出現到附近店家偷竊、性騷擾等違反社會道德規範的行為時，才會被察覺。

一般來說，額顳葉型失智症在進入重度之前都不會發生無法料理生活起居的問題，因此很多患者無法獲得照護核可，使家屬的負擔較大。再加上很多患者會被當作犯罪者看待，對家屬來說也是一種精神上的壓力。

如果出現這些行為，應該立刻找專科醫師接受檢查，並聽取日後的照護方式及建議。

額顳葉型失智症的病程

早期

· 做事情提不起勁、情緒表達變得較呆板。
· 性格變得不一樣。
· 變得不遵守社會規範（偷東西、性騷擾等）。
· 對時間很堅持，每天都要照著固定的時間表做事。
· 較少出現健忘、做事做不好的狀況。

病程中

· 開始出現記憶或定向感障礙。
· 理解力及判斷力下降。
· 反社會行為變多、想做什麼就做什麼。
· 異常地對某些東西或行為特別堅持、重複同樣的動作。
· 迴避與家人相處，說話的次數減少。
· 變得對時間較不堅持。

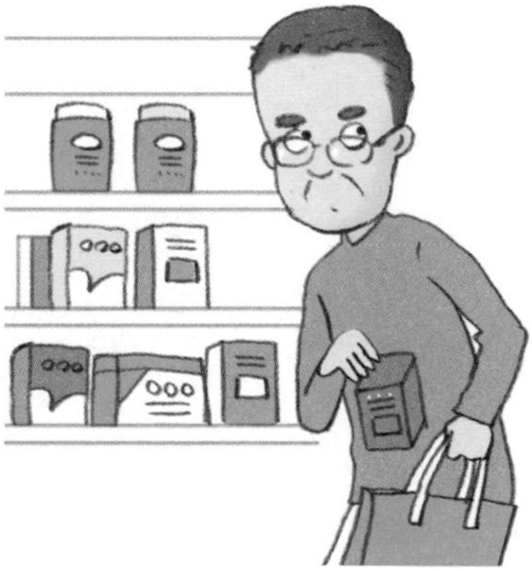

重度

· 與人的對話極端變少。
· 不和家人照面、背對人。
· 文章裡出現無意義的詞彙、無法理解別人所說的話。
· 無法處理自己的生活。
· 出現隨意便溺、玩弄排泄物的症狀。
· 出現異食行為（把不是食物的東西放進嘴裡吃）。
· 全身肌肉僵硬、臥床。

病因

其他可能治癒的失智症

某些病因影響而造成的失智症是可以治癒的。為了不延誤治療的時機，早期接受診斷是非常重要的。

顱內病灶可以接受手術或藥物治療

造成失智症的病因中，有許多是可以藉由早期治療獲得改善或是完全治癒的。

常壓性水腦症就是顱內病因中可以完全治癒的疾病之一。

常壓性水腦症是因為腦脊髓液（充滿在頭蓋骨內保護大腦的液體）過多所造成，如果壓迫到腦室四周的神經細胞或血管，就會出現失智症和失禁、行走障礙等症狀。

慢性硬腦膜下腔出血也是可以治癒的。

這是因為頭部受到輕度外傷之後，超過三個星期之後，血液停留在頭蓋骨內側的硬腦膜和大腦之間，血腫壓迫到大腦而產生失智症和意識障礙、運動障礙等症狀。

這方面的頭部外傷通常可以藉由外科手術、放射線治療、導管及藥物進行治療。

可能藉由投藥與生活方式改善症狀

除了顱部病因之外，另外還有其他失智症也可能恢復。

甲狀腺功能低下也是其中一個例子。甲狀腺賀爾蒙功能低下會引發記憶障礙和抑鬱、無精打采等症狀，高齡者更可能引發失智症。服用賀爾蒙藥物可以改善這些症狀。有時會因為藥物影響而出現失智症，這些症狀也可能獲得改善。

有很多失智症是可以治療的！

顱內病因

常壓性水腦症

腦脊髓液過多而引發的疾病，可以使用引流系統將過多的腦脊髓液從腦室引到腹腔等位置。

慢性硬腦膜下腔出血

因為硬腦膜和大腦之間出血而造成，治療時將引流管放入頭蓋骨下方排除血腫（開顱手術）。

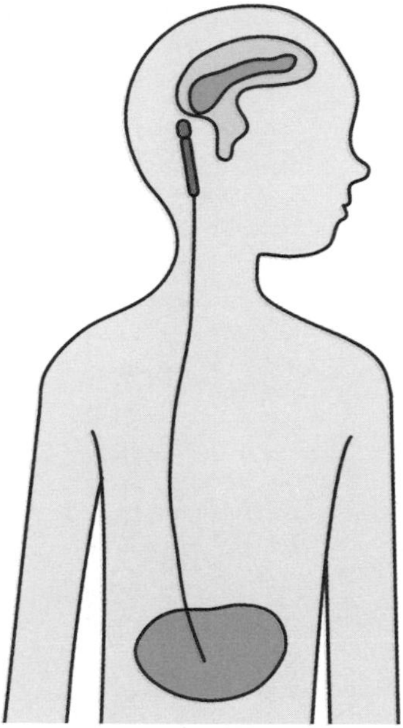

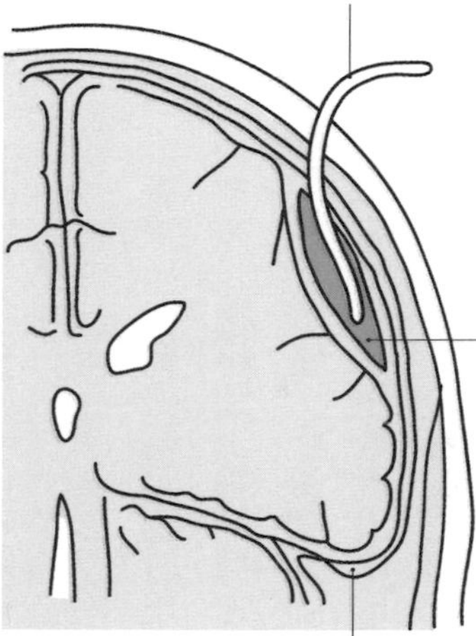

其他　腦腫瘤、顱內感染、腦血管炎症後群

全身性病因

甲狀腺功能低下

甲狀腺賀爾蒙功能變差，可以服用賀爾蒙藥物進行治療。

其他

維生素缺乏症、副甲狀腺疾病（功能低下、功能亢進）、血糖異常（高血糖、低血糖）、肝病（肝性腦病變）、腎病（尿毒症、洗腎患者腦病變）、肺性腦病變、電解質異常、金屬中毒、缺氧性腦病變等。

病因

容易和失智症混淆的疾病

即使出現了疑似失智症的病症，不一定就是罹患失智症。為了在日後採取適當的治療和處理方式，不妨事先多了解以下這些疾病。

譫妄的症狀會出現很大的差異

容易被誤以為失智症的疾病有譫妄、憂鬱症和假性失智症。

譫妄的症狀和失智症很相似，患者會產生輕微的意識障礙而動個不停，呈現幻覺、妄想、興奮的狀態，並出現近期記憶不良、定向感障礙、多動、睡眠障礙、情緒不穩定等類似失智症的症狀。

但是譫妄和失智症最大的不同在於，失智症患者的以上症狀是很穩定的，但譫妄卻是在同一天裡會有很大的落差。

憂鬱症不會有記憶障礙和感官障礙

憂鬱症也會出現記憶力和判斷力變差、提不起勁等症狀，容易和失智症混淆。但憂鬱症並不會有記憶障礙，而是會出現不安、虛無感、想要自殺等情緒上的障礙。

這些症狀大多可以靠藥物治療獲得改善，所以早期發現是很重要的。

許多假性失智症都是因為憂鬱症而來。憂鬱症患者的思維遲緩症狀比抑鬱患者更明顯，但是沒有記憶障礙或只有極度輕微記憶障礙，定向感也很正常。因此患者本人知道自己有健忘症狀。

此外，憂鬱症患者會出現抑鬱症狀，這一點和初期阿茲海默症很相近，兩者之間的差異在於腦部缺血的區域不同。

失智症、譫妄和憂鬱症的差異

	失智症	譫妄	憂鬱症
發病時期	無法察覺	突然發病	某種程度可以察覺
主要症狀	記憶障礙	錯覺、幻覺、妄想、興奮	抑鬱、記憶力下降、判斷力下降
一天內的變化	沒有變化	變化很大，傍晚和夜晚會特別惡化	早晨會惡化
病程	惡化速度緩慢	多為暫時性	會急速惡化
原因	腦神經受到破壞、腦血管病變、內分泌疾病、中毒性疾病等	頭部疾病、外傷、感染症、化膿症、營養缺乏、脫水等	過度精神壓力、慢性疲勞、賀爾蒙失調、服用藥物等
治療方法	視病因而異	可藉由藥物治療消除病因	抗憂鬱藥、心理治療、充分休養等

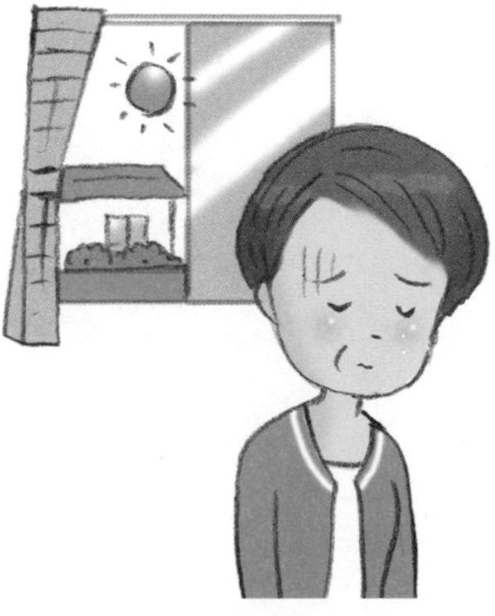

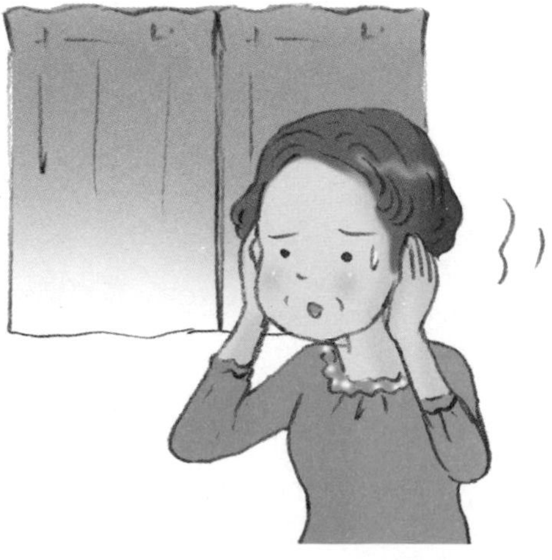

失智症的兩大主要症狀

每個患者本身的個性和身處的環境不同，罹患失智症之後出現的症狀都會不太一樣。

一定會出現的核心症狀和因人而異的周邊症狀

失智症的症狀可以分為核心症狀和周邊症狀兩種。

因為腦部神經細胞受到破壞而產生的症狀稱為核心症狀，如記憶障礙、定向感障礙、執行功能障礙、理解力障礙、判斷力障礙、失語、失用、失認等。這些症狀雖然會因為失智症的病因不同而有程度上的落差，但每一位失智症患者都會出現這些症狀。

出現核心症狀之後，患者就很難適應身處的環境。這時會出現很多不同的症狀，症狀的狀況因患者本身的個性、氣質、周圍的環境和人際關係所造成的心理狀態而有不同。這些都是失智症的周邊症狀，稱為BPSD（失智症的精神行為症狀）。

周邊症狀是可以獲得改善的

如果失智者本身屬於容易沮喪的個性，就容易出現「不安」的周邊症狀。自律較嚴的人，則容易出現「焦躁」的現象。

其他症狀還包括了幻覺、妄想、徘徊、暴力、失禁、人格變化等，讓照顧者費盡心思。

照顧失智家屬時，讓人感覺負擔最大的就是這些周邊症狀。但因為周邊症狀會受患者性格和身邊環境所影響，每一個患者的症狀都不一樣。而即使核心症狀逐漸惡化，有些患者還是可以藉由藥物治療和妥善的照顧而使周邊症狀獲得改善。

失智症的各種症狀

大腦的神經細胞受到破壞

↓

核心症狀

一般來說只要罹患失智症就會出現的症狀

記憶障礙	定向感障礙
執行功能障礙	理解、判斷力障礙
語言障礙（失語症）	行為障礙（失用症）
感官障礙（失認症）	……等

性格、氣質 → ↓ ← **環境、心理狀態**

周邊症狀（BPSD）

因為患者本人的性格和環境變化等附加條件而出現的症狀

不安、焦躁	憂鬱	幻覺、妄想
譫妄	徘徊	興奮、暴力
不潔行為	人格變化	睡眠、覺醒障礙
多辯、多動	失禁	不當性行為
拒絕接受照護	玩弄排泄物	……等

※ 根據失智症照護者養成講座標準教材（全國 caravan mate 聯絡協議會）資料整理而成。

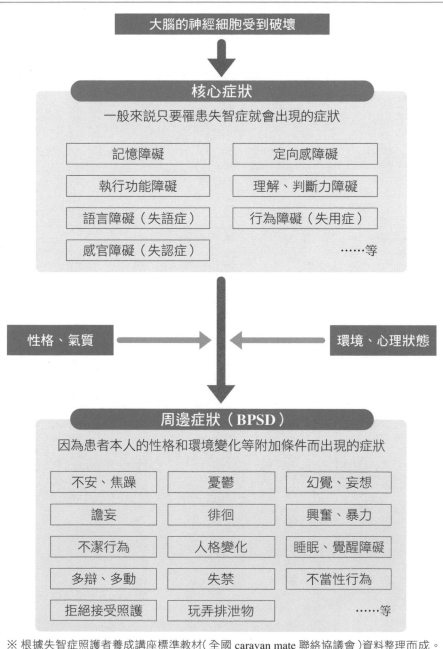

失智症的症狀

失智症患者一定會有的「核心症狀」

核心症狀是失智症的基本症狀。許多患者都是因為出現核心症狀，因而被懷疑罹患失智症。

因記憶和定向感障礙而被懷疑罹患失智症

罹患阿茲海默型失智症初期會出現明顯的記憶障礙，因為健忘的問題越來越嚴重，因此家屬會開始擔心「該不會是得了失智症吧？」。有些人則因為在常去的地方迷路，因此擔心是否罹患失智症。

這些核心症狀會因為引起失智症的病因不同而有程度上的差異，不過病情逐漸惡化後，每一個患者都會出現以下症狀。

主要的核心症狀

①事件記憶障礙

忘記之前曾做過的事情（參考P50）。

②定向感障礙

變得無法認知時間、地點、人物（參考P52）。

③執行功能障礙

變得無法計畫某件事情並有效率地實行（參考P52）。

④判斷、理解力的障礙

無法同時處理兩件以上的事情、出現些微變化就無法處理。

⑤語言障礙（失語症）

失去「聽、說、讀、寫」的語言功能。

⑥行為障礙（失用症）

不知道事情的目的和如何採取行動。

⑦感官障礙（失認症）

視覺、聽覺、嗅覺、味覺、觸覺等感官無法正常運作。

主要的核心症狀及案例

①事件記憶障礙

參考 P50

②定向感障礙

參考 P52

③執行功能障礙

參考 P52

④判斷、理解力的障礙

- 如果來訪的客人人數突然改變，就會無法應付。
- 必須出門辦兩件事情時，不知道該如何安排。

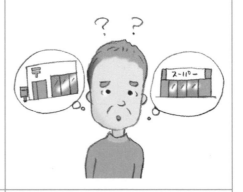

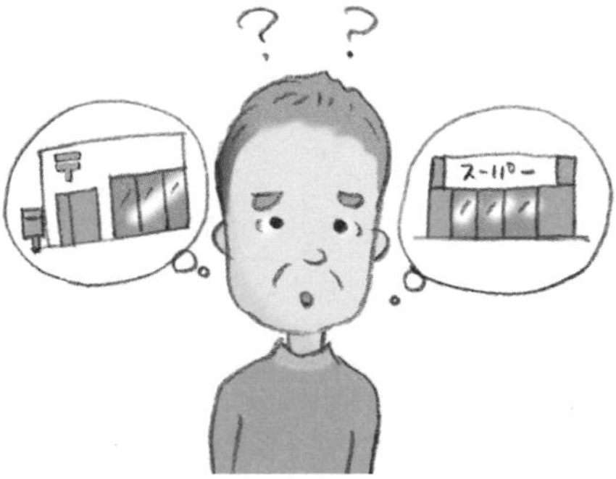

⑤語言障礙（失語）

- 使用代名詞（這個、那個）的次數變多了。
- 無法理解對方所說的話。
- 就算理解對方的話，也無法順利說話。

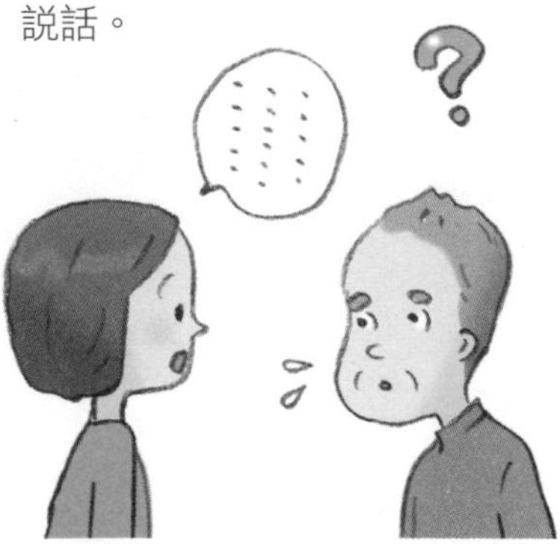

⑥行為障礙（失用症）

- 拿筆當作鑰匙想要開鎖。
- 把上衣往腳上套。
- 不會用筷子。

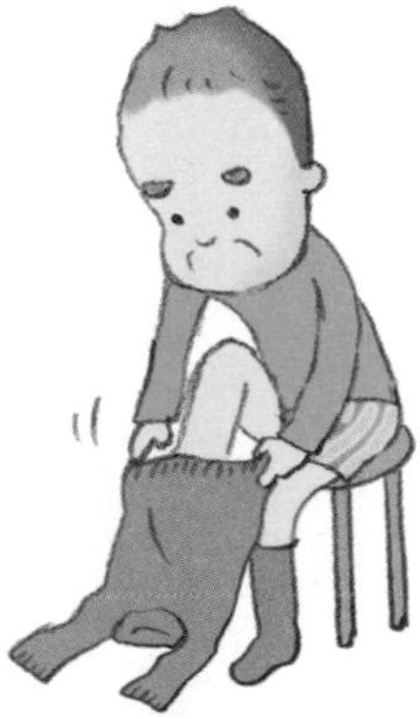

⑦感官障礙（失認症）

- 看著時鐘也不知道那是什麼（視覺失認）。
- 無法認知空間裡的某一個側面，因而撞上無法辨識那側的牆面（忽視偏側空間）。

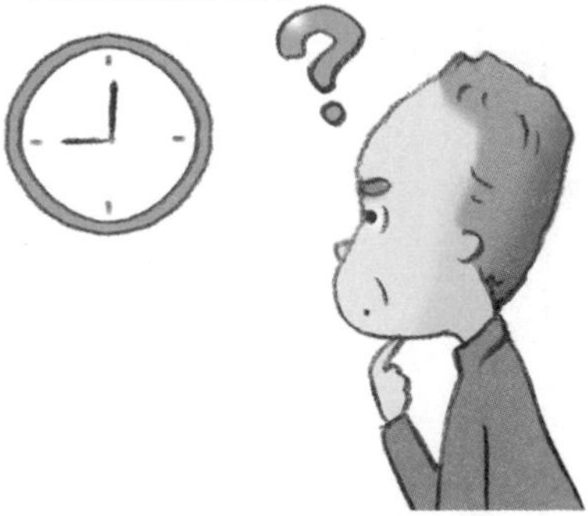

失智症的症狀

核心症狀的代表「記憶障礙」

任何一種病因引起的失智症都會產生記憶障礙的症狀。阿茲海默型失智症患者在初期就會出現，因此經常成為確診的重要因素。

記憶運作受到損壞而產生記憶障礙

當我們要記憶某件事物時，大腦可以藉由記住新的事物（記錄）、保管（儲存）並在事後回想（回憶），將這些事物植入腦中。

而一旦罹患失智症，這套系統就無法順利運作，使許多發生過的經驗和事物無法形成記憶植入大腦之中，甚至使患者不察覺自己「忘記了」這件事。

另一個特徵是患者會從最近發生的事情開始發生健忘的現象。

阿茲海默型失智症會有明顯的記憶障礙

在所有失智症患者中，記憶障礙最明顯的就是阿茲海默症所引發的失智症。

阿茲海默症患者會從掌管近期記憶的海馬迴開始發生神經病變。因此患者會有近期記憶的障礙，無法記住新的事物。

海馬迴的功能受損之後，長期記憶也就是事件記憶同樣會受到影響。事件記憶與個人的經驗和過去發生的事情相關，出現障礙後患者會忘記自己已經吃過飯了、做過了什麼事、剛才放了洗澡水等事情，所以日常生活會出現問題。

等到顳葉、顳葉聯合區、頂葉聯合區都出現神經病變之後，可以維持一輩子的長期記憶也會發生障礙。舊的記憶會開始逐漸往前消失，到最後甚至忘記家人的名字和長相。

記憶的運作原理

記錄：記住新的事物

儲存：加以保管

回憶：回想

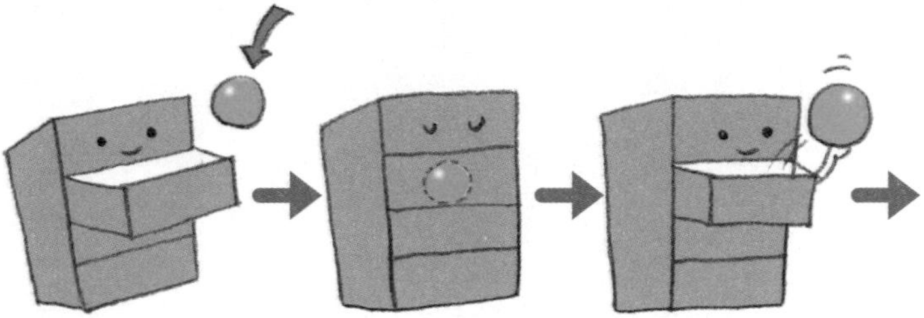

→ 牢牢記在大腦中

會受失智症影響的記憶種類

短期記憶

在短時間內記住的記憶，每次可維持的容量有限。若發生記憶障礙，則會記不住新的事物。

長期記憶

- **事件記憶**

  忘記個人經驗和過去發生的事，如忘記放了洗澡水。日常生活因此出問題。

- **語意記憶**

  單字的意義、人名、物體名稱等相關記憶。因為右顳葉萎縮而引起失智症的患者，初期就會出現語意記憶障礙。

- **程序性記憶**

  因為重複相同經驗而形成的記憶。可以長期保存，但會隨著失智症的惡化而受損，例如忘記怎麼騎腳踏車等。

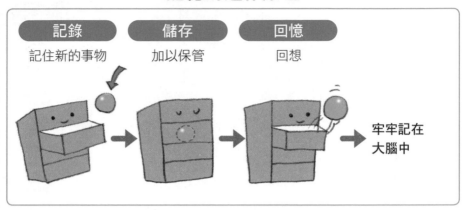

失智症的症狀

「定向感障礙」與「執行功能障礙」

定向感障礙與執行功能障礙也是失智症初期會出現的症狀。尤其是定向感障礙惡化之後，就容易出現徘徊等症狀。

定向感障礙，無法理解目前身處的狀態

定向感障礙是一種無法認知時間、場所、人物的障礙，患者會無法理解自己目前身處的狀態。

①時間的定向感障礙

很多初期患者會經常說錯今天是幾號、星期幾。

逐漸惡化之後，會進一步分不清楚幾年幾月，到了最後甚至分不清日夜的差別與季節。

②場所的定向感障礙

緊接在時間的定向感障礙之後出現的，是場所的定向感障礙。例如在熟悉的地方迷路，或是無法分辨經常去的店是哪一家。

逐漸惡化之後，在自己家中也會搞不清廁所在哪裡。

③人物的定向感障礙

初期會記錯或忘記人名，病症惡化之後連每天見面的家人都不記得。

執行功能障礙，無法有條理地進行作業

處理任何事情，我們會訂定目標並希望有效率地達成，就必須具備良好的執行功能。

罹患失智症、執行功能變差之後，失智者會逐漸變得無法根據目標制定良好的計畫、無法有條理地執行作業。

此外，面對突如其來的事件也會不知如何處理，不知道如何改變順序以因應變化。

定向感障礙的症狀

①時間的定向感障礙

- 分不清白天或晚上。
- 夏天穿著毛衣或大外套。

②場所的定向感障礙

- 在常去的路上迷路。
- 不知道家裡的廁所在哪裡。

③人物的定向感障礙

- 不認得平日熟識的人。
- 把家人認成外人。

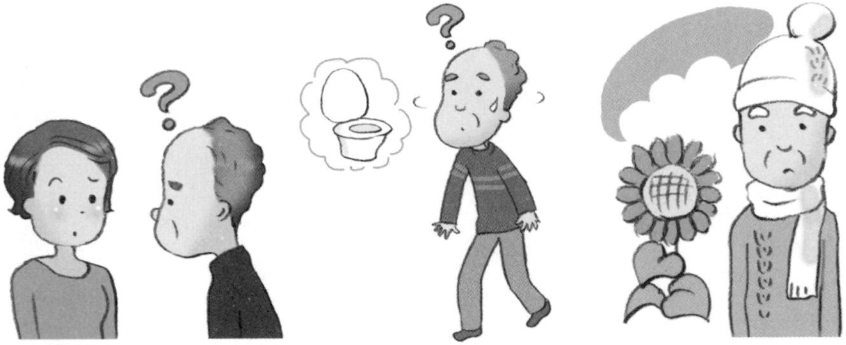

執行功能障礙的症狀

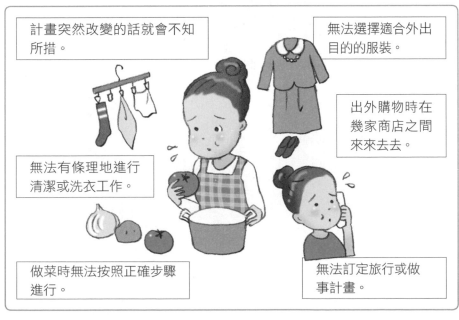

計畫突然改變的話就會不知所措。

無法選擇適合外出目的的服裝。

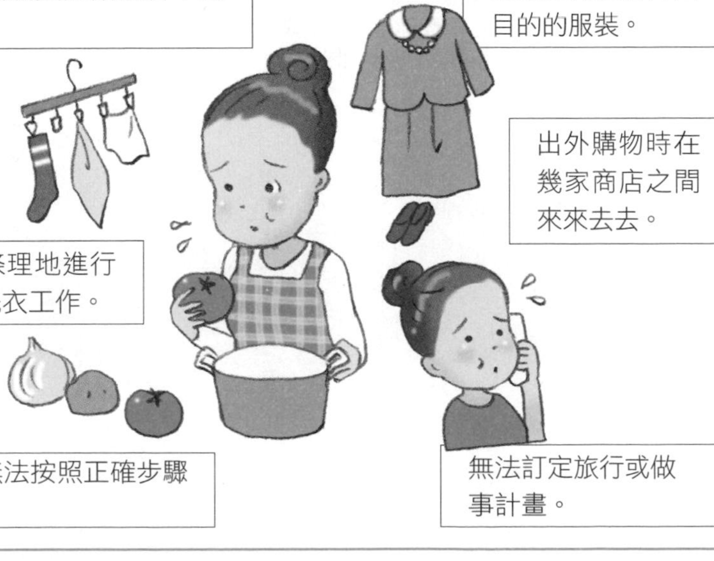

出外購物時在幾家商店之間來來去去。

無法有條理地進行清潔或洗衣工作。

做菜時無法按照正確步驟進行。

無法訂定旅行或做事計畫。

失智症的症狀

失智症特有的各種「周邊症狀」

周邊症狀會因患者的生活及所處的環境而個別差異，每個患者的症狀和嚴重程度都大不相同。

行為面症狀與精神面症狀

失智症的**周邊症狀**幾乎等同於BPSD（失智症的精神行為症狀），可分成行為面症狀和精神面症狀兩類。

行為面症狀有徘徊、言語暴力、肢體暴力、睡眠障礙、覺醒障礙、多話、過動、不當性行為、拒絕接受照護等。隨著病情的惡化，也很容易出現失禁、玩弄排泄物、異食等症狀。

這些行為面的症狀都是由於認知功能降低所引起。因為患者無法正確理解自己與身邊所發生的事情，因此無法採取適切的行為。再加上患者本人原有的個性、受到身邊照護者說話的方式與行為影響而產生的精神狀態，因此會以各種不同型態呈現出來。

精神面的症狀則有抑鬱、妄想、幻覺、譫妄等。

阿茲海默症者患者則會在失智症發病之前就出現抑鬱症狀，逐漸惡化後則多半會出現妄想及幻覺等症狀。

陽性症狀與陰性症狀的分類

另一種分類法則是將周邊症狀分為陽性症狀與陰性症狀。

陽性症狀指的是精力過於旺盛的症狀，例如言語暴力、肢體暴力、徘徊、過食等。

而陰性症狀則是無精打采、對事情提不起興趣、沉默寡言等症狀。

周邊症狀案例

行為面的症狀	
徘徊 出門之後忘記要去哪裡而在路上漫無目的的遊走	**言語暴力、肢體暴力** 無法清楚表達自己的意願、不順自己的意思時就口出惡言或施以暴力。
拒絕接受照護 因為接受照護時有過不好的經驗或曾感到不安，因此拒絕他人的肢體接觸。	**多話、過動** 因為情緒激動而話說個不停、大聲喊叫或無法安靜。
異食 無法正確認知食物，或是吃下不該吃的東西。	**玩弄排泄物** 無法正確認知排泄物，會玩大便、將大便塗抹在身上。

精神面的症狀	
抑鬱 做什麼事都提不起勁、思考出現障礙，因而變得憂鬱煩悶。	**譫妄** 發生意識障礙而產生幻覺或錯覺，使情緒激動。
妄想 妄想自己的東西被偷，例如一直懷疑有人偷了自己的錢包。	**幻覺** 看見或聽見不存在的物體。

失智症的症狀

如何處理周邊症狀

部分周邊症狀可以藉由藥物治療或照顧方式而獲得改善或減輕症狀。

找出最適合患者的照顧方式

對失智症患者的家屬來說，周邊症狀的照顧是最辛苦的。

很多家屬都不知道如何處理患者的妄想和幻覺等心理面症狀。而當患者經常出現徘徊、暴力行為、失禁等症狀時，更會大大消耗照護者的體力，心理上也會非常疲憊。

但周邊症狀是很有可能獲得改善的，如果能夠從患者的症狀和原本的性格、生活習慣中，找出最適合患者的照護方式，就能減輕照護的負擔。相反的，如果只是一味斥責或是擺臉色給患者看，會使周邊症狀惡化、之後的照護工作更加困難。

以藥物治療和復健減輕症狀

抑鬱或提不起勁、興奮、失眠等症狀，一般會以藥物控制。

藥物又可分為興奮性和抑制性兩種，針對徘徊、暴力、妄想、幻覺等陽性症狀開立抑制性藥物，無精打采、對事物漠不關心、沉默寡言等陰性症狀則開立興奮性藥物。但如果藥物的效果太好，則可能會作用過強，用藥時必須遵從醫師的指示。

有些患者可以藉由復健等非藥物治療方式減輕症狀。音樂治療或是藝術治療、寵物治療等方式可以穩定患者的精神狀態，懷舊治療則是藉由讓患者回想並分享過去的經驗，充分感受到身邊的人與他產生共鳴而感覺安心。

周邊症狀的處理方法

照顧的方法

配合患者的性格與生活習慣，找出最適當的照顧方式。（參考 P164 ～）

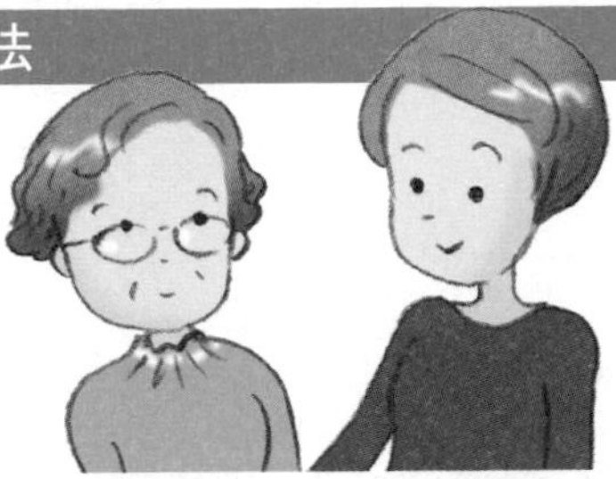

藥物治療

陽性症狀 → 抑制性藥物

（徘徊、暴力、妄想、幻覺、過食、失眠、拒絕接受照護等）

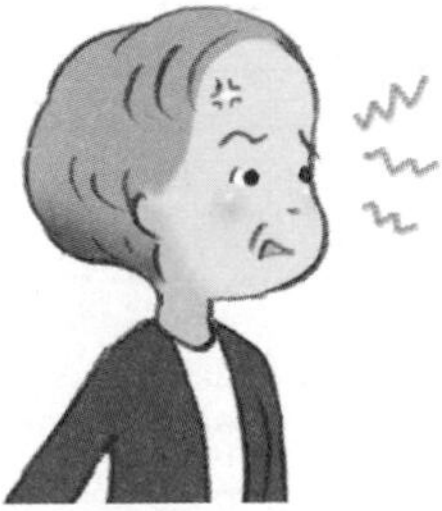

陰性症狀 → 興奮性藥物

（無精打采、對事物毫不關心、無言、憂鬱等）

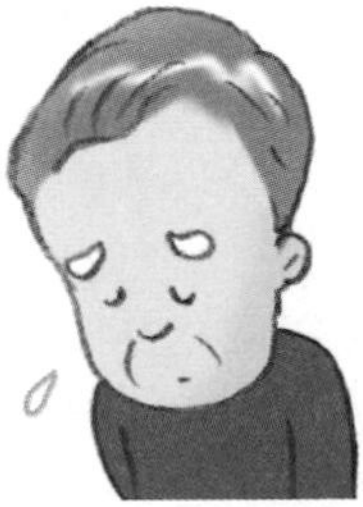

復健

藝術治療

音樂治療

寵物治療

可穩定患者的精神狀態

懷舊治療

能讓患者感覺有人與他共鳴，進而感到安心。

運動治療

適度活動身體可以緩和睡眠障礙的症狀。

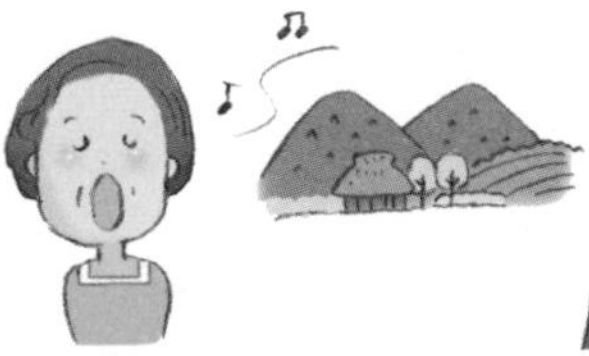

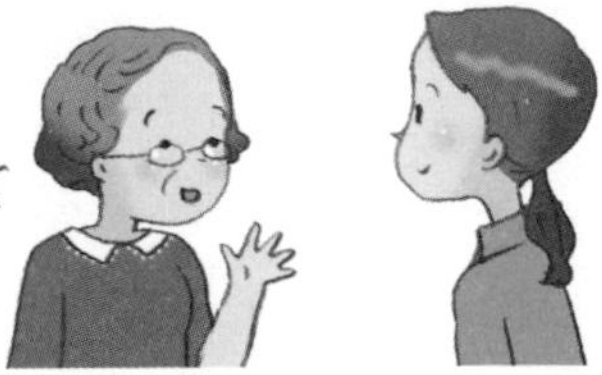

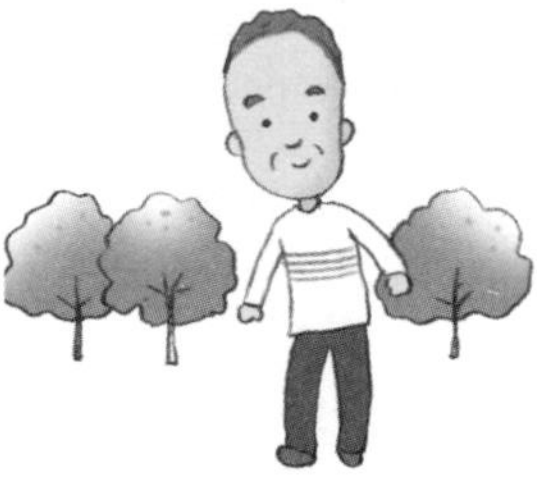

簡易心智狀態(SPMSQ)
失智症篩檢量表

本量表可直接對長者施測，依下表列的問題，詢問長者並將結果記錄下來，(如果長者家中沒有電話，可將 4-1 題改為 4-2 題)，答錯的問題請記錄下來。

問題	注意事項
1. 今天是幾號？	年、月、日都對才算正確。
2. 今天是星期幾？	星期對才算正確。
3. 這是甚麼地方？	對所在地有任何的描述都算正確；說「我的家」或正確說出城鎮、醫院、機構的名稱都可接受。
4-1. 您的電話號碼是幾號？	經確認號碼後證實無誤即算正確；或在會談時，能在二次間隔較長時間內重複相同的號碼即算正確。
4-2. 您住在甚麼地方？	如長輩沒有電話才問此題。
5. 您幾歲了？	年齡與出生年月日符合才算正確。
6. 您的出生年月日？	年月日都對才算正確。
7. 現任的總統是誰？	姓氏正確即可。
8. 前任的總統是誰？	姓氏正確即可。
9. 您媽媽叫甚麼名字？	不需要特別證實，只需長輩說出一個與他不同的女性姓名即可。
10. 從 20 減 3 開始算，一直減 3 減下去。	期間如有出現任何錯誤或無法繼續進行即算錯誤。

失智症評估標準

· 心智功能完整：錯 0 ～ 2 題
· 輕度心智功能障礙：錯 3 ～ 4 題
· 中度心智功能障礙：錯 5 ～ 7 題
· 重度心智功能障礙：錯 8 ～ 10 題

如果長輩答錯三題以上(含)，請立即帶他(她)前往各大醫院神經內科或精神科，做進一步的失智症檢查。以求及早發現，及早治療，減緩失智症繼續惡化。

※ 資料來源：財團法人天主教失智老人社會福利基金會

第二章

延緩失智症惡化的生活方式（MCI的生活）

MCI的基礎知識

什麼是輕度知能障礙（MCI）？

阿茲海默症等失智症的病程進行緩慢，進入失智症之前的過渡期稱為「輕度知能障礙（MCI）」。

健忘頻繁但不至影響日常生活

輕度知能障礙（MCI, Mild Cognitive Impairment）指的是記憶、做決定、解釋原因等「認知功能」發生問題，但還不至對日常生活造成困擾。可以視為**健康狀態與失智症之間的過渡期**。如果符合下列五個定義，就會被診斷為輕度知能障礙。

①患者或家屬主訴記憶障礙。
②日常生活的各項動作正常。
③整體而言認知功能正常。
④從患者本人的年齡及教育程度來看，記憶力明顯下降。
⑤非失智症。

日本一項研究指出，二〇一二年的全國失智症患者約四百六十萬人（約占65歲以上人口的15%），而輕度知能障礙的患者人數則推估約四百萬人（約占65歲以上人口的13%）（※）。

失智症的發病率比一般高齡者更高

高齡者罹患阿茲海默型失智症的比例大約是每年1～2%，而輕度知能障礙的人罹患失智症的比例則高達10～15%。因此一般會將輕度知能障礙者稱為**失智症的高危險群**。

但並不是每一個輕度知能障礙者都會發展成失智症。如果能早期發現，採取適當的預防措施，例如重新調整生活習慣等，就可以降低罹患失智症的可能，或延緩失智症的病程。

※ 資料出處：厚生勞動省研究班『都會區的失智症罹病率與失智症的生活機能障礙處理方法』

輕度知能障礙（MCI）的定義

①患者本人或家屬主訴記憶障礙。

②日常生活的動作正常。

③整體而言認知功能正常。

④從患者本人的年齡及教育程度來看，記憶力明顯下降。

⑤非失智症。

MCI＝①～⑤每一項都符合

健康

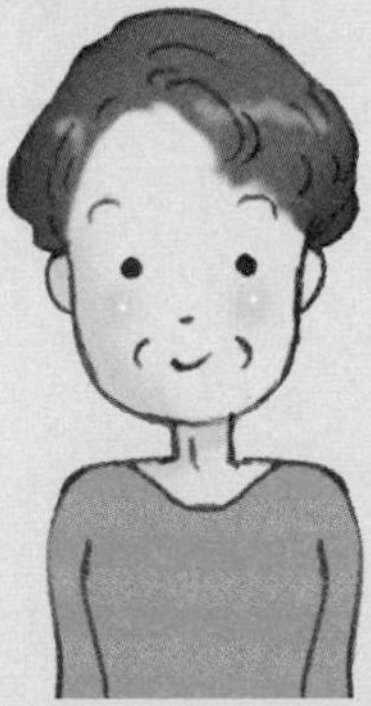

日常生活沒有障礙。

輕度知能障礙

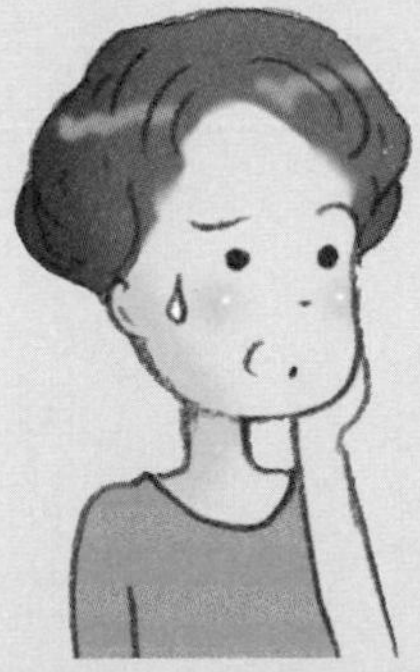

輕度知能障礙是指健康狀態與失智症之間的過渡時期（灰色地帶）。

失智症

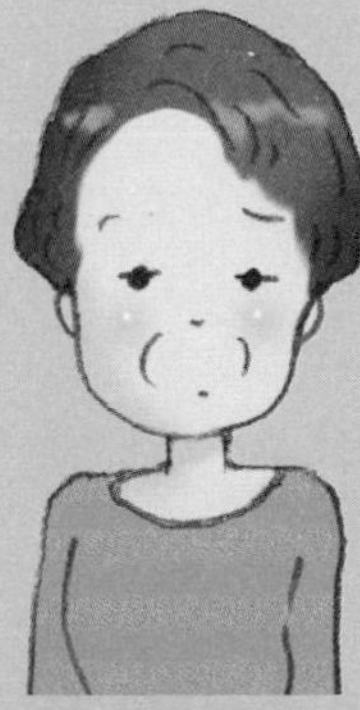

對日常生活造成障礙。

MCI的基礎知識

早期發現是預防失智症的第一步

並不是每個輕度知能障礙者都會演變成失智症。早期發現可以阻止認知功能退化，因此非常重要。

診斷方法和失智症的檢查幾乎相同

要確認是否罹患輕度知能障礙（MCI），診斷方法和失智症幾乎相同。主要是向本人及其家屬詢問患者的日常生活中有無異狀、以簡單的測驗測出健忘的程度等。有時也會搭配核磁造影或電腦斷層，或是檢查腦部血流狀態等。

輕度知能障礙可以根據記憶障礙的有無分為「**健忘型**」和「**非健忘型**」兩種，分別又可再細分為「記憶力」、「執行功能」、「語言」、「視覺空間能力」等四個領域，如果患者只有其中一個領域出現異常，稱為「單一領域」，而如果超過兩個領域以上出現異常，則稱為「複數領域」。輕度知能障礙若再進一步惡化，許多健忘類患者會發展成為阿茲海默症（參考P34），非健忘類則較多會發展為路易氏體失智症（參考P38）或額顳葉型失智症（參考P40）。

治療的重點在於重新審視每天的生活作息

想要預防或減緩失智症發展，最重要的就是在輕度知能障礙的階段就發現異狀並開始接受治療。除了依症狀程度接受藥物治療之外，如果認知功能受影響的程度還很輕微，則應該把重心放在改善生活習慣、預防認知能力退化，也就是**在生活中延緩失智症惡化**。

為什麼早期發現這麼重要？

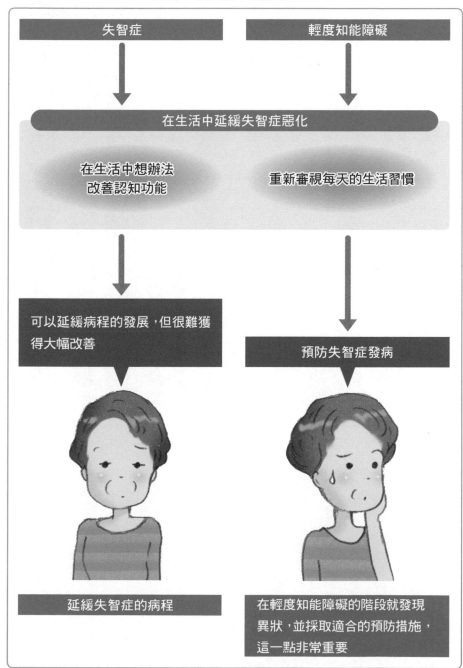

失智症	輕度知能障礙

↓

在生活中延緩失智症惡化

在生活中想辦法改善認知功能	重新審視每天的生活習慣

↓

可以延緩病程的發展，但很難獲得大幅改善	預防失智症發病

延緩失智症的病程	在輕度知能障礙的階段就發現異狀，並採取適合的預防措施，這一點非常重要

MCI的基礎知識

如何預防輕度知能障礙惡化？

如果在輕度知能障礙階段就發現罹病，只要在日後的生活中多費點心思，就有機會預防其發展為失智症。

重點在於預防失智症發病

被診斷出輕度知能障礙（MCI）之後，若想要預防惡化為失智症，就必須從每天的日常生活著手。預防疾病可分為「**預防患病**」的初級預防，和「**及早發現疾病以避免病情惡化成重症**」的次級預防。例如，注重日常生活習慣以預防慢性病就是初級預防，而接受健檢、接受必要的治療就是次級預防。

有些人認為輕度知能障礙是一種隨著年齡增長而產生認知功能下降，也有人認為是一種疾病。因此採取某些行動預防輕度知能障礙發展成失智症，可稱得上是初級預防，也可以是次級預防。

了解罹患失智症的原因並採取正確的預防措施

想要有效預防疾病發生，最有效的方式就是了解疾病發生的原因並盡量避免。

許多阿茲海默型失智症都是由

輕度知能障礙發展而來，目前已經證實除了高齡因素之外，平均壽命較長的女性比較容易發病，而且高血壓和糖尿病患者者都是高危險群。年齡和性別因素無法改變，不過高血壓和糖尿病是可以藉由生活習慣的改變和適當的治療獲得預防及改善的。也就是說，糖尿病和高血壓的初級預防及次級預防能夠有效預防罹患阿茲海默型失智症。

被診斷出輕度知能障礙之後怎麼辦？

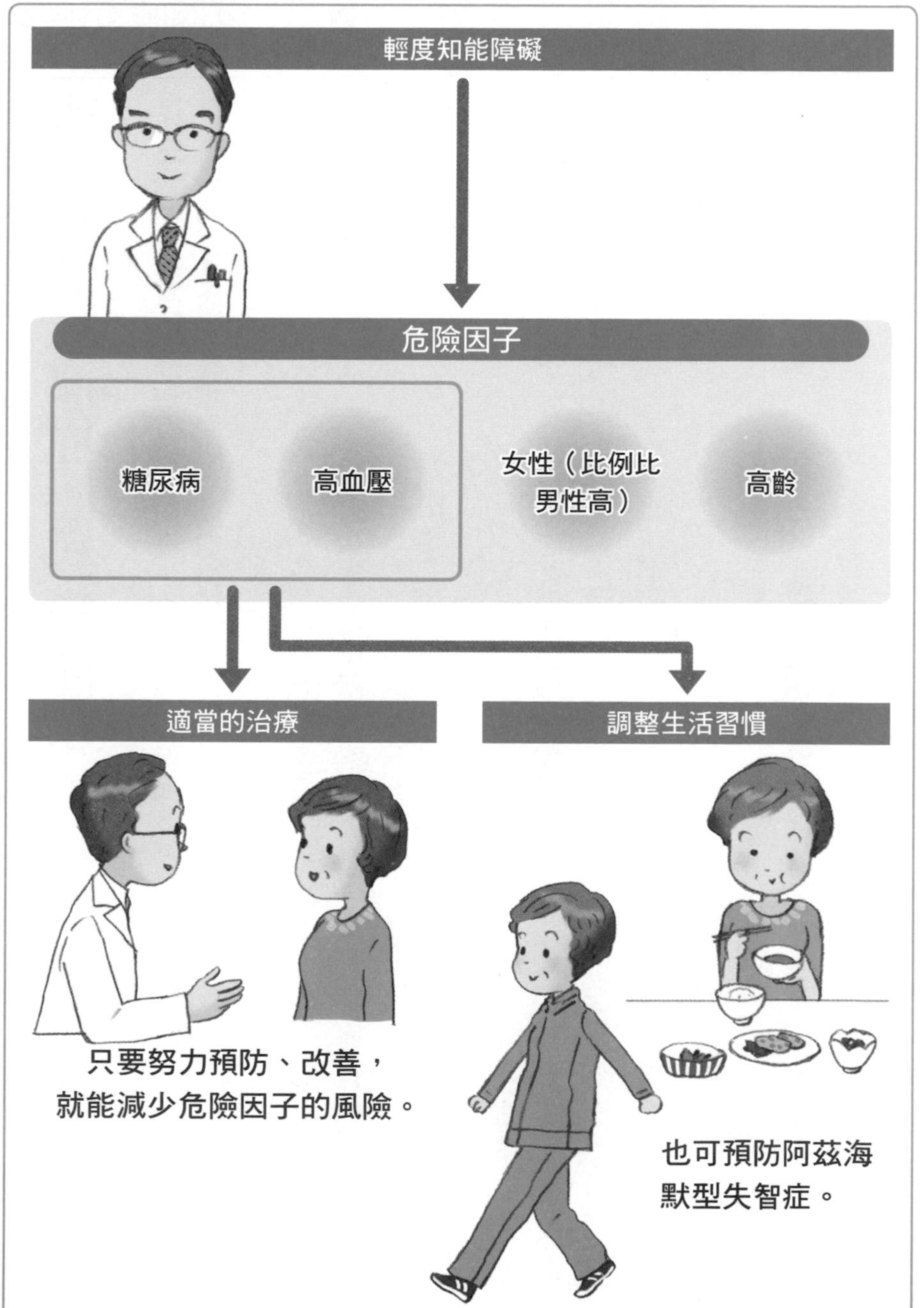

MCI的基礎知識

需特別注意高血壓與糖尿病

高血壓與糖尿病是慢性病的兩大代表，也是失智症發病的危險因子。所以平日就應多注意身體健康，並努力預防、改善。

透過健檢了解身體狀況

幾乎每個高血壓和糖尿患者都是到了症狀比較嚴重之後才會察覺。因此若想早期發現，就必須定期接受健檢、確認自己的血壓及血糖值，也別忘了檢查血脂肪和膽固醇。慢性病通常伴隨兩種以上疾病一起發生，兩種疾病更可能互相影響而更加惡化。因此如果健檢的結果被認為需要進一步檢查，一定要到醫院接受診療，與醫生討論治療的必要性，並接受治療方法的建議。

遵照醫生指示改善生活習慣並正確服藥

高血壓及糖尿病的初期患者不需要接受藥物治療，希望患者藉由調整生活習慣、多運動、均衡飲食來改善症狀。

但絕不能在血壓或血糖降下來之後再度恢復之前不好的生活習慣。因為改善生活習慣的目的在於希望患者學習正確的飲食習慣和運動，以維持良好的身體狀態。長期維持的祕訣之一就在於實際感受改善的效果。只要準備一台家用量測儀器，就能隨時掌握自己的血壓和血糖值。

症狀比較嚴重的患者除了改善生活習慣之外，還必須配合藥物治療。依照醫師的指示正確服藥是非常重要的。如果患者的健忘症狀嚴重，家屬可以從旁協助，避免患者忘記服藥。

高血壓＆糖尿病的處理方式

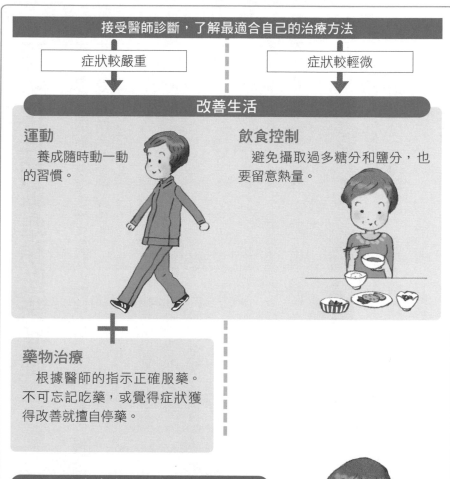

接受醫師診斷，了解最適合自己的治療方法

症狀較嚴重 ／ 症狀較輕微

改善生活

運動

養成隨時動一動的習慣。

飲食控制

避免攝取過多糖分和鹽分，也要留意熱量。

＋

藥物治療

根據醫師的指示正確服藥。不可忘記吃藥，或覺得症狀獲得改善就擅自停藥。

在家中的健康管理

使用家庭用量測儀器，隨時監測血壓及血糖值。

高血壓患者

注意收縮壓維持在 140mmHg、舒張壓維持在 90mmHg 上下。

糖尿患者

空腹時的血糖值應控制在 100g / dl 以下。

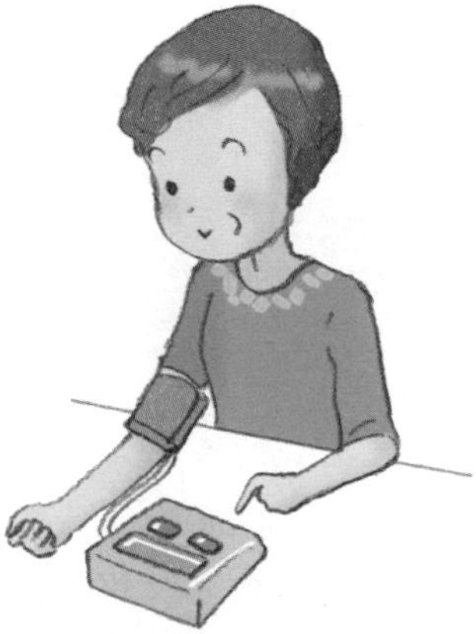

MCI的基礎知識

預防慢性病就是預防失智症

高齡者常見的慢性病是造成失智症的病因之一。因此日常的健康管理也能有效預防失智症的發生。

重點在於預防各種慢性病

慢性病是因為飲食、運動、休息、抽菸、飲酒等日常習慣累積而成的疾病，最具代表性的就是**高血壓**、**糖尿病**、**高血脂**、**肥胖**等。

這些疾病的危險之處就在於可能引發嚴重的併發症或腦血管疾病、缺血性心臟病等危及生命的疾病。

此外，各種疾病之間還會互相影響，使得病情更為惡化。例如高血脂會加速高血壓惡化程度，還有很多人同時併發超過兩種以上的慢性病。

目前已知高血壓和糖尿病和失智症之間的關聯較大，因此平常就要留心預防。

調整每天的生活作息並改掉壞習慣

想要預防慢性病，最基本的就是改善平日的飲食、運動習慣、睡眠和不良嗜好（包含抽菸喝酒等）。許多學術論文都指出，改善這些生活習慣對於預防阿茲海默型失智症及血管性失智症有很大的關聯。

在飲食方面，有報告指出若能在食物中攝取足夠的維生素E，就能有效抑制阿茲海默型失智症的發生。

此外，經常活動身體的人比較不容易得到阿茲海默型失智症，適當的午睡習慣也能降低阿茲海默型失智症的發病率。

預防慢性病與失智症

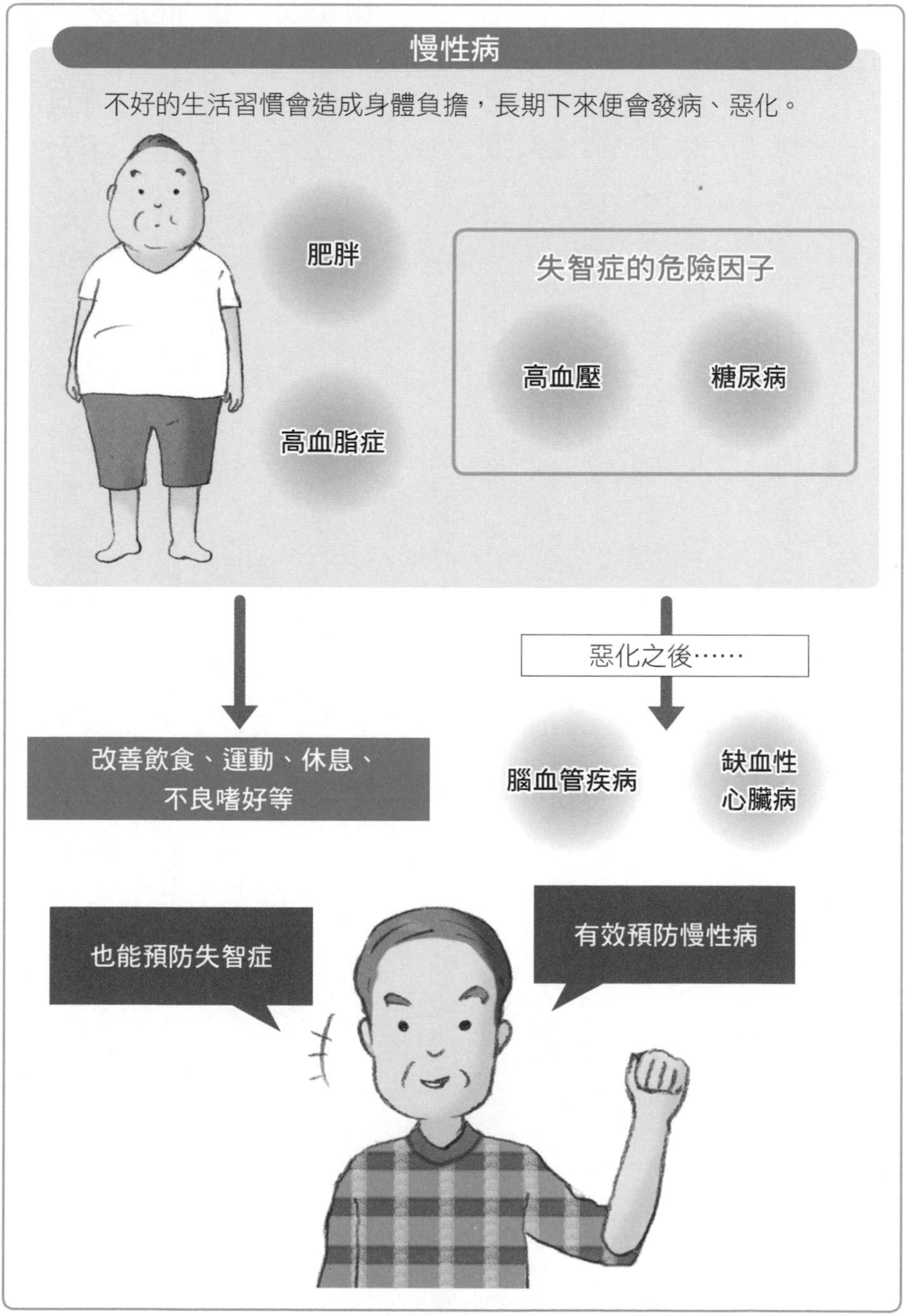
慢性病
不好的生活習慣會造成身體負擔，長期下來便會發病、惡化。
肥胖
高血脂症
失智症的危險因子
高血壓
糖尿病
惡化之後……
改善飲食、運動、休息、
不良嗜好等
腦血管疾病
缺血性
心臟病
也能預防失智症
有效預防慢性病

MCI的基礎知識

預防失智症的兩大重點

想要預防認知功能退化，就必須重新調整平常的生活作息以預防慢性病，並且在生活中多多動腦。

了解怎麼樣才不容易罹患失智症

因為失智症的發病原因並不明確，因此醫學界目前尚未找到確實的預防及治療方法。但近年來已經從各項研究的結果中找出不容易罹患失智症的方法。

一般認為有兩個方法可以預防並延緩失智症病程，一是養成良好的飲食及運動習慣，另一個則是多多鍛鍊受失智症影響而逐漸退化的大腦功能。

重點是生活習慣與訓練大腦

生活習慣中最重要的除了改善飲食、運動、睡眠等之外，還有多與人往來、多從事創造性活動。

而在飲食、運動、睡眠方面，幾乎和前述預防慢性病的方法相同。

另外還要養成積極與人接觸、閱讀書報、下棋或玩麻將等「動腦」的習慣。

平常就提醒自己多使用大腦的認知功能，可以有效鍛鍊大腦功能。

有三種功能在失智症初期就會開始退化，分別為回想過去經驗的「**事件記憶**」、同時進行多項事務時所需的「**分散性注意力**」及有效率地處理事情的「**計畫力**」。

平常應該多挑戰新事物、樂於和他人一起從事活動，對於提升這三種功能會很有幫助。

有效預防失智症

調整生活習慣

飲食（參考P72～）

適量攝取營養均衡的飲食。

運動（參考P96～）

每週運動 3 次，養成隨時隨地動一動的習慣。

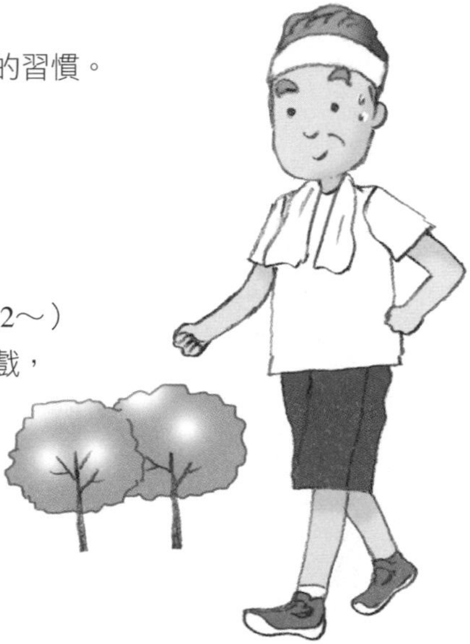

培養人際關係（參考P112～）

積極與親朋好友建立良好的關係，並一起從事活動。

養成從事知性活動的習慣（參考P122～）

閱讀及書寫文章、玩麻將、下棋等遊戲，增加動腦的機會。

睡眠（參考P128～）

調整生活作息以獲得良好的睡眠習慣、適度午睡。

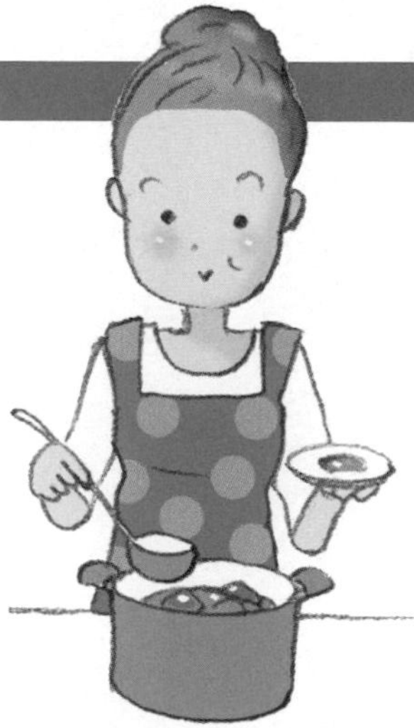

訓練大腦功能（參考 P108 ～）

事件記憶

試著回想昨天與誰見面、今天早上吃了什麼等。

分散性注意力

同時做兩道以上料理、與人說話時一邊留意自己的表情等。

計畫能力

自己訂定旅行計畫、挑戰新事物等。

飲食

吃飯時細嚼慢嚥

說到調整、改善飲食習慣，大部分的人都會著眼於「要吃什麼」。但其實最應該注意的是「怎麼吃」。

「咀嚼」能刺激大腦

曾經有一項調查結果指出，罹患失智症的長者牙齒數量比健康的長者更少，所以有人認為從這個結果可以看出**細嚼慢嚥**能預防失智症。

咀嚼的時候，會透過齒根及骨頭相連的「齒根膜」組織刺激大腦中掌管記憶與學習的部分。同時也會刺激到喚醒大腦的神經，因此也有活化大腦的效果。

牙齒已經拔除的人請務必裝上假牙、吃飯時仔細咀嚼。因為牙齒拔掉之後雖然齒根膜也會跟著消失，但咀嚼的刺激還是會透過牙齦的黏膜傳遞到大腦。製作一組適合的假牙是很重要的，如此一來，咀嚼才不會對身體造成負擔。

細嚼慢嚥也可以預防攝取過量

預防慢性病和預防失智症息息相關，注意飲食不可過量也是非常重要的。

一般而言，從開始用餐到產生飽足感大約需要二十分鐘，如果嚼得較細，吃飯的速度就會慢一些，可以促進唾液分解食物，更早刺激到飽食中樞，達到預防過量的效果。

每一口最好能嚼三十次左右。另外也要多攝取富含膳食纖維的蔬菜，並減少每一口的分量，這樣就能增加咀嚼的次數。

細嚼慢嚥的好處

提升記憶力、學習能力

咀嚼刺激能傳達到大腦中掌管記憶、學習的區域。

活化大腦

咀嚼刺激能傳達到喚醒大腦的神經。

預防過量

細嚼慢嚥更容易感到飽足感。

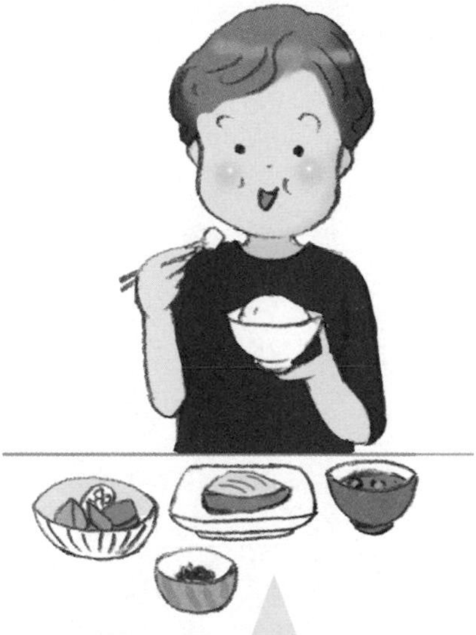

增加咀嚼次數的方法

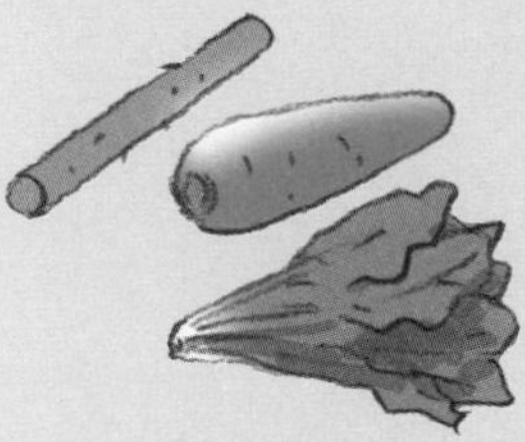

多攝取富含膳食纖維的蔬菜

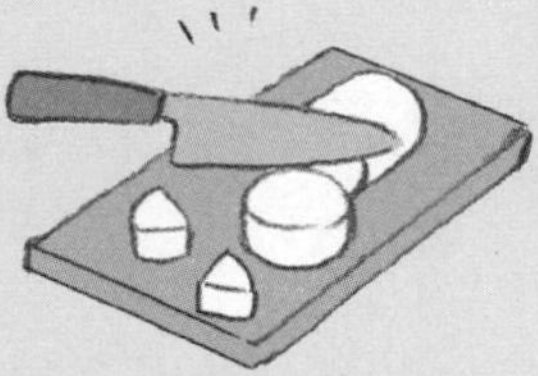

將食材切大塊一點

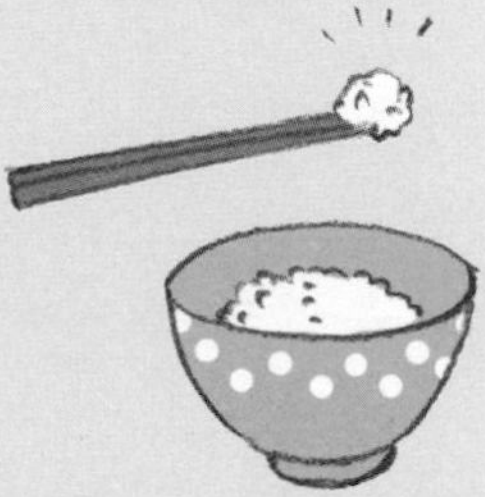

減少每一口的分量

飲食

吃八分飽避免肥胖

慢性病是失智症的危險因子，而肥胖又與其息息相關。飲食時務必了解自己身體所需熱量，才能有效避免肥胖。

內臟脂肪型肥胖會導致慢性病

內臟四周累積了較多脂肪，就會產生**內臟脂肪型肥胖**，這和慢性病有很大的關係。除了內臟脂肪型肥胖之外，如果患者還患有高血壓、高血糖、高血脂其中任何兩種疾病，就稱為**代謝症候群**。

醫界已經證實高血壓和高血糖會提高阿茲海默型失智症的風險。而高血脂不但會使高血壓的病情惡化，還可能引起腦梗塞或腦中風而引發血管型失智症。因此，想要有效抑制失智症發病及病程，就必須預防並改善內臟脂肪型肥胖，以減少各種慢性病的可能。

注意攝取的質量和順序以預防過量

要預防並改善肥胖，最基本的就是不要攝取過多熱量。每個人應了解自己一天所需熱量，並避免攝取過多。要減少從食物所攝取的熱量，除了「量」之外，更要重視「質」。對於習慣吃很飽的人來說，「八分飽」其實有點困難。若無法做到大幅減少餐點的分量，不如在飲食中增加菇菌類、蒟蒻、海藻等低熱量食材，還可以為餐點增加更多變化。

此外，「吃的順序」也很重要。用餐時首先喝湯、攝取大量生菜，就會更有飽足感。

身體的活動等級參考

（單位：小時）

一天的活動時間＼活動等級	輕度	中度	重度
日常生活	大部分時間都坐著，以靜態活動為主。	工作時大部分時間都坐著，但也從事走動、站立的作業或接待顧客等工作，或包含通勤、外出購物、輕度運動等。	工作時大部分時間都走動或站著。或是積極從事運動等休閒活動、有運動習慣的人。
睡眠	7～8	7～8	7
坐著或是站著從事靜態活動	12～13	11～12	10
緩慢行走或做家事	3～4	4	4～5
長時間持續運動（包含一般速度步行）或勞動	0～1	1	1～2
從事需要經常休息的運動或勞動	0	0	0～1

出處：『日本人的飲食攝取基準』（厚生勞動省）

一日所需熱量建議

（kcal ／天）

性別	男性			女性		
每天活動量	輕度	中度	重度	輕度	中度	重度
30～49 歲	2300	2650	3050	1750	2000	2300
50～69 歲	2100	2450	2800	1650	1900	2200
70 歲以上	1850	2200	2500	1500	1750	2000

每日活動量較少的人更應該特別注意不要攝取過多熱量

飲食

勿攝取過多糖質

為了預防並改善糖尿病，以達到預防失智症的目的，減少糖質的攝取量比減少攝取熱量更有效。

胰島素降解酶對失智症的影響

阿茲海默型失智症是由大腦中所沉積的「**β類澱粉蛋白**」造成。β類澱粉蛋白是大腦中形成的老廢物質，通常會被「胰島素降解酶」所分解。

胰島素降解酶是一種胰臟所分泌的賀爾蒙，可以降低用餐後的血糖值（血液中含有糖類的比例）。

胰島素降解酶的第一個功能在於分解已經失去作用的胰島素，避免血糖下降過多。因此血糖值較高時，就會優先分解胰島素，而延緩了分解β類澱粉蛋白的速度。

避免攝取過多主食及甜食

想要預防β類澱粉蛋白沉積過多，就必須盡量減少血糖值過度上升。「糖類」會造成血糖值上升。糖類是熱量來源的營養素之一，身體健康的人一天所需要的糖類約占總攝取熱量的六分之一左右。

白飯、麵包、麵條、甜食等食物都含有較多糖質，要避免攝取過量。

此外，膳食纖維具有降低血糖上升速度的效果，血糖值過高的人不妨在用餐時先食用膳食纖維豐富的蔬菜，之後再吃主食。

糖質較高的食物

食物	每一份量	糖質（g）
白飯	1 碗（150g）	55.2
吐司	厚片 1 片（60g）	26.6
烏龍麵	1 人份（250g）	52.0
蕎麥麵	1 人份（200g）	48.0
義大利麵（乾麵）	80g	55.6
中式麵條	1 人份（200g）	55.8
馬鈴薯	中等大小 1 個（150g）	24.5
香蕉	1 根（60g）	34.2
柳橙	1 顆（200g）	21.6
草莓蛋糕	1 個（80g）	37.2
豆沙包	1 個（60g）	33.8
糖霜麻花	10 個（40g）	29.8
甜甜圈	1 個（60g）	29.6
牛奶巧克力	1 片（50g）	25.7
洋芋片	1/2 包（50g）	25.3

出處：『五訂日本食品標準成分表』（文部科學省）

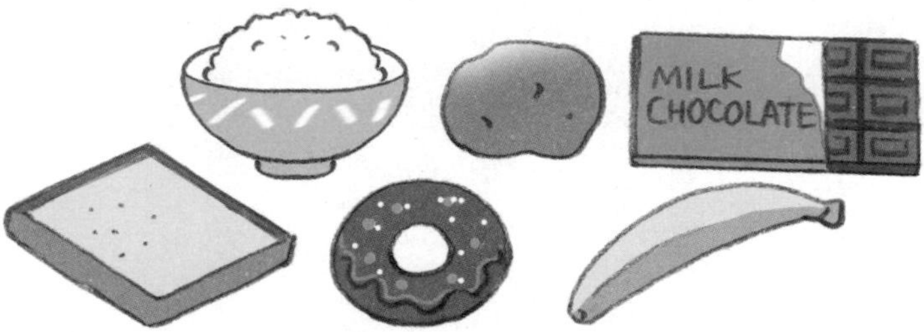

飲食

勿攝取過多鹽分

高血壓的原因之一在於鹽分攝取過多。血壓過高的人應該多留意料理的調味及食材選擇，盡量選擇減鹽配方。

預防高血壓的原則減鹽

高血壓會造成腦中風及腦梗塞，也會提高血管性失智症的風險。最近的調查也指出高血壓是阿茲海默型失智症的危險因子。

幾乎每一個高血壓的患者都屬於「本態性高血壓」，也就是沒有確切的病因。想要有效預防及改善高血壓，最根本的做法就是不要攝取過多鹽分。

食鹽對提升血壓的程度（食鹽感受性）因人而異，有些人甚至完全不受食鹽影響。食鹽感受性的證實方法並不容易，但一般認為高血壓屬於易受食用鹽影響的種類，因此建議每個人都應該盡量減少鹽分的攝取。

多下一點功夫清淡但也能吃出好味道

日本人（成人）的一天食鹽攝取量平均為男性11.4公克、女性9.4公克（二〇一三年國民健康、營養調查／厚生勞動省）。**想要達到預防或改善高血壓的效果，必須壓低到6公克以下**，因此大部分的人都必須降低食鹽攝取。不過，部分老人有低血鈉的風險，建議與主治醫師討論之後再進行限鹽。

限鹽時除了減少食鹽、醬油的攝取之外，也必須留意食物中所含的鹽分。烹飪時可以多下點功夫，例如多使用高湯、香草類植物、香辛料以增添料理的風味，或是藉由酸味來豐富食物的層次感。

鹽分含量較多的食品

食品	每一份量	食用鹽含量（g）
吐司	厚片 1 片（60g）	0.8
里肌火腿	1 片（20g）	0.5
培根	1 片（20g）	0.4
竹筴魚乾	1 片（80g）	0.9
鹽煮魩仔魚	1 大匙（6g）	0.2
醃鮭魚	1 片（100g）	1.8
竹輪	1 條（25g）	0.5
含鹽奶油	10g	0.2
加工乳酪	20g	0.6
洋芋片	1/2 包（50g）	0.5
鹽味仙貝	1 片（20g）	0.4
拉麵（※）	1 碗	3.6
咖哩飯（※）	1 碗	3.7
炸豬排蓋飯（※）	1 碗	3.6
漢堡（※）	1 個	2.5

出處：『五訂日本食品標準成分表』（文部科學省）。※ 記號出自『飲食均衡手冊』（厚生勞動省、農林水產省）。

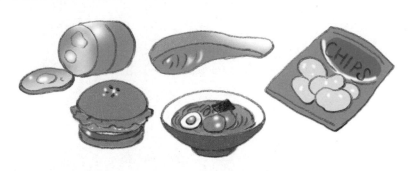

飲食

攝取足量蛋白質

進行減重計畫時，除了熱量之外，也要特別注意營養均衡。偏食也可能造成大腦功能衰退。

避免蛋白質攝取不足

想要預防慢性病，最基本的就是預防內臟脂肪型肥胖。但千萬不要為了減重而一味減少食量，應該減少攝取的是容易轉化為脂肪堆積的醣質和脂質。而蛋白質是構成人體的主要來源，必須確實攝取才行。

許多人認為肉類、魚類和雞蛋的熱量和膽固醇較高，因此上了年紀就會刻意減少攝取量。

動物性食物中確實是含有脂肪，但若想要獲得優質蛋白質、幫助體內作用更有效率，卻是不可或缺的來源。如果飲食中持續缺乏蛋白質，就算維持一天三餐的飲食習慣，也很容易營養缺乏。

營養缺乏也可能造成認知功能退化

「血清白蛋白值」是確認營養狀態的指標之一。白蛋白是蛋白質在體內合成的一種成分，能維持肌肉與大腦功能。若因為營養缺乏使血清白蛋白值降低，運動功能和免疫力也會下降，甚至會造成認知功能變差。

感覺肌肉無力時，也有可能就是營養缺乏的訊號。若想預防營養缺乏造成失智症，就必須在日常生活中多多攝取富含蛋白質的食物。

蛋白質的「質」是什麼？

胺基酸分數 100分的食物

沙朗牛肉（去除脂肪部分）、雞腿（去皮）、豬里肌（去除脂肪部分）、竹筴魚、鮭魚、雞蛋、黃豆、黃豆製品、牛奶等。

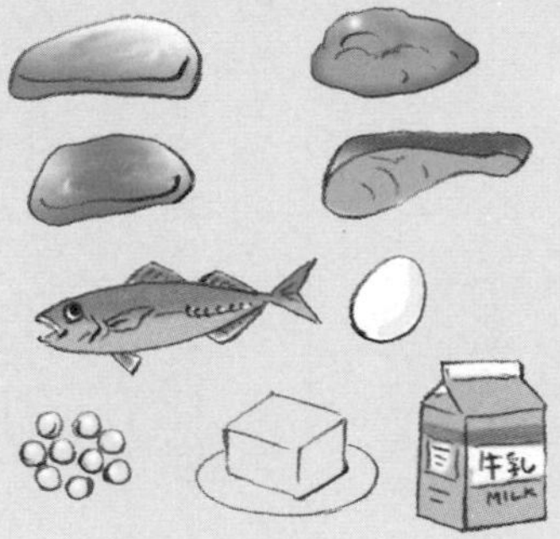

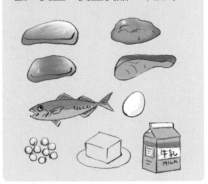

參考「胺基酸分數表」可看出食物中的蛋白質是否為優質蛋白質。

胺基酸分數表

表示人體無法自然生成的 9 種「必須胺基酸」之間是否取得平衡。

↓

越接近滿分 100 分，就越能被人體吸收，稱為「好的蛋白質」。

富含蛋白質的食物一覽表

食物	每一份量	蛋白質（g）
牛肉（菲力）	100g	21.3
豬肉（里肌）	薄片 1 片（30g）	5.8
雞胸肉	1/2 片（100g）	19.5
雞蛋	1 顆（60g）	6.3
牛奶	1 杯（200ml）	6.9
竹筴魚	中型 1 尾（180g）	16.8
鮭魚	1 片（100g）	22.3
北魷	1/2 尾（25g）	20.4
斑節蝦	1 尾（25g）	2.4
木棉豆腐	100g	6.6g

出處：『五訂日本食品標準成分表』（文部科學省）

飲食

從魚類攝取好的脂肪

好的脂肪有助於維持健康與預防失智症。尤其是魚類中的DHA和EPA，對於改善認知功能很有幫助。

多吃魚類可降低失智症風險

油脂裡所含的脂肪酸分為「**飽和脂肪酸**」和「**不飽和脂肪酸**」兩大類。飽和脂肪酸富含於肉類與乳製品之中，而不飽和脂肪酸則富含於魚類與植物油之中，不飽和脂肪酸又根據結構不同而細分成許多種類。

目前的各項研究結果都指出多吃魚可以降低罹患失智症的風險，這是因為魚類含有不飽和脂肪酸DHA和EPA。

DHA可以預防β類澱粉蛋白（腦中產生的老廢物質）沉積於腦部、改善認知功能，因此可以有效預防阿茲海默型失智症。EPA則可使血液保持清澈、預防血栓，因此具有預防腦血管失智症的效果。

善用烹調方法預防好的油脂流失

秋刀魚、沙丁魚、鯖魚、鮪魚等所謂的「青背魚」當中富含DHA和EPA。加熱後魚油會流失而降低攝取量，因此吃新鮮的生魚片是有效攝取DHA和EPA的好方法。

除了生吃之外，不妨在烹調方法多下點功夫，譬如做紅燒魚的時候不要煮太鹹並連滷汁一起吃，就能吃到溶於滷汁之中的魚油。而水煮魚罐頭中也含有幾乎等同於新鮮魚類的DHA和EPA。

脂肪酸的種類

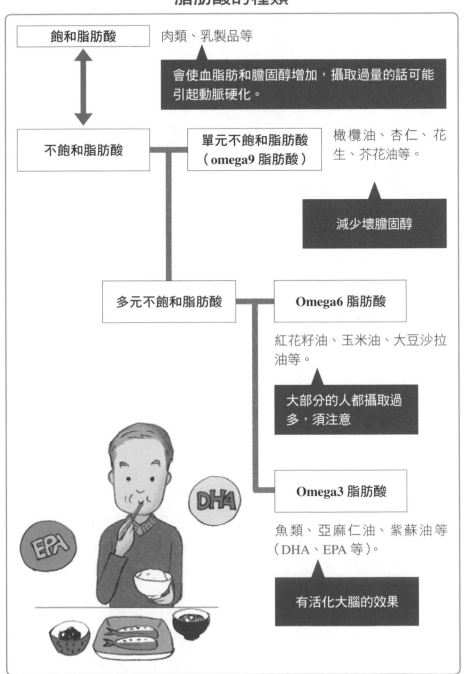

飽和脂肪酸

肉類、乳製品等

會使血脂肪和膽固醇增加，攝取過量的話可能引起動脈硬化。

不飽和脂肪酸

單元不飽和脂肪酸（omega9 脂肪酸）

橄欖油、杏仁、花生、芥花油等。

減少壞膽固醇

多元不飽和脂肪酸

Omega6 脂肪酸

紅花籽油、玉米油、大豆沙拉油等。

大部分的人都攝取過多，須注意

Omega3 脂肪酸

魚類、亞麻仁油、紫蘇油等（DHA、EPA 等）。

有活化大腦的效果

飲食

抗氧化維生素可預防大腦老化

老化是因細胞氧化引起。平時應該多攝取有抗氧化作用的營養素，以預防細胞老化。

活性氧會加速細胞老化

呼吸時所吸入的氧氣會溶於血液之中，並送到全身的每一個細胞，而透過進食所攝取的養分在細胞內與氧氣結合之後會產生熱量，這種在體內產生的一連串反應就稱為「代謝」。

氧氣是人體不可或缺的，但在代謝的過程中部分氧氣會轉為「**活性氧**」。活性氧會使正常細胞氧化，活性氧過多會對身體帶來不好的影響，因此體內會形成「**抗氧化物質**」來對抗活性氧。如果活性氧增加的速度太快，只靠體內的抗氧化物質就會顯得不足。許多食物裡的抗氧化物質也具有同樣的效果，因此可以多從食物中補充抗氧化物質。

具有抗氧化作用的維生素可抑制老化

優質抗氧化物質的代表即是維生素E。有研究調查指出，富含維生素E的食物可以預防阿茲海默型失智症。這是因為維生素E的抗氧化作用能抑制神經細胞氧化，進而達到延緩老化的效果。

維生素E最好和β胡蘿蔔素（富含於蔬菜、水果之中，可以在體內轉換為人體所需份量的維生素A）、維生素C一起攝取，抗氧化效果更強。這三種維生素的組合也被稱為「維生素ACE（王牌）」。

如何攝取維生素ACE

富含 β 胡蘿蔔素（維生素 A）的食物（※）

顏色較深的蔬菜（黃綠色蔬菜）裡的成分較高，和油脂一起攝取可提升吸收率。

維生素 A（視黃醇）	β 胡蘿蔔素
雞肝、豬肝、紅燒鰻、銀鱈等。	埃及國王菜、胡蘿蔔、南瓜、山茼蒿、菠菜、青江菜等。

維生素ACE

3 種維生素一起攝取，
抗氧化效果更佳！

富含維生素 C 的食物

易溶於水而不耐熱，切開之後在短時間內就要清洗並下鍋加熱。

油菜花、花椰菜、青椒、苦瓜、高麗菜、番薯、馬鈴薯、奇異果、柿子、草莓等。

富含維生素 E 的食物

植物油及椰子等。

葵花油、紅花籽油、玉米油、杏仁、花生、紅燒鰻、青甘鰺（生魚片）、紅椒、蕪菁葉等。

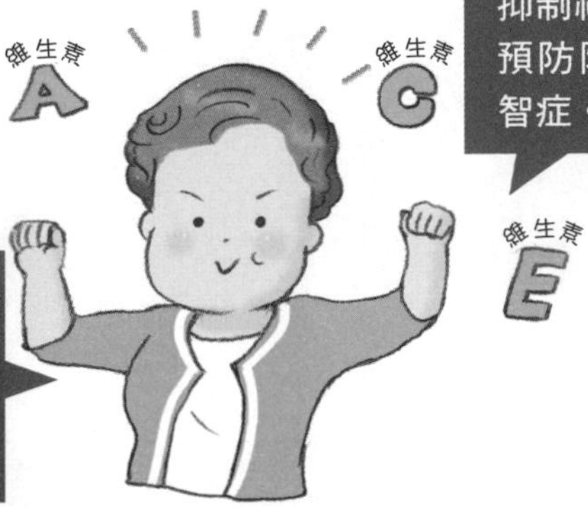

抑制神經細胞老化、預防阿茲海默型失智症。

有助於預防慢性病，因此也能預防血管性失智症。

※ 動物性食物中所含的維生素 A 有過剩症的疑慮，建議可多攝取富含 β - 胡蘿蔔素的食物以幫助形成體內所需維生素 A。

飲食

確實攝取維生素B群

食物中的各種營養素和成分的作用都是相輔相成的，人體內的各種代謝也都需要特定成分加快反應速度。

與各種成分的代謝都有關聯

想要抑制認知功能低下，攝取適量維生素B群是非常有效果的。維生素B群和藉由飲食攝取的蛋白質、醣質、脂質的代謝有很大的關聯。

蛋白質進入體內後必須分解為胺基酸才能被人體吸收，在預防失智症議題上，最受矚目的就是名為「**高半胱氨酸**」的胺基酸。高半胱氨酸過多會造成動脈硬化，可能會提高腦血管病變，造成血管性失智症的風險。也有人認為高半胱氨酸過多會提高阿茲海默型失智症發病的風險。由於維生素B_6、B_{12}、葉酸可以幫助高半胱氨酸轉化為其他物質，因此飲食中攝取足量的這些成分也能達到預防失智症的效果。

在每天的飲食中多多攝取

除了可以幫助高半胱氨酸代謝的維生素B_6、B_{12}、葉酸之外，維生素B_1和B_2也是非常重要的營養素。可以在人體內轉為能量的三大營養素分別為醣類、蛋白質和脂質。維生素B_1、B_2不足的話，這些營養素轉化為熱量的效率就會變差，而造成肥胖或容易疲倦。維生素B群為水溶性，每次的攝取量過多便會排出體外，無法被體內吸收。因此記得要在每天的飲食中多加攝取。

富含維生素B群的食物

	食物	每一份量	維生素 B_1（mg）
富含維生素 B_1 的食物	豬腰內肉	100g	0.98
	紅燒鰻	100g	0.75
	花生（炒）	30g	0.26
	蠶豆（生）	10 個（50g）	0.25
	鱈魚子	1/2 個（30g）	0.21
	糙米飯	1 碗（120g）	0.19
	食物	每一份量	維生素 B_2（mg）
富含維生素 B_2 的食物	豬肝	50g	1.80
	紅燒鰻	100g	0.74
	牛奶	1 杯（200ml）	0.32
	青甘鰺	100g	0.36
	納豆	50g	0.28
	雞蛋	1 顆（60g）	0.26
	食物	每一份量	維生素 B_6（mg）
富含維生素 B_6 的食物	鰹魚（春季捕獲）	100g	0.67
	竹筴魚	中 1 尾（150g）	0.6
	牛肝	50g	0.45
	紅椒	大 1/2 顆（75g）	0.28
	香蕉	1 根（160g）	0.6
	番薯	1/2 顆（100g）	0.28
	食物	每一份量	維生素 B_{12}（mg）
富含維生素 B_{12} 的食物	牛肝	50g	26.42
	秋刀魚	中 1 尾（120g）	21.24
	花蛤	5 顆（40g）	21.00
	牡蠣	小 2 個（70g）	19.67
	沙丁魚乾	2 尾（40g）	11.72
	鱈魚子	1/2 個（30g）	5.43
	食物	每一份量	葉酸（mg）
富含葉酸的食物	牛肝	50g	500
	油菜花	50g	170
	毛豆	50g	160
	菠菜	1/4 把（50g）	105
	花椰菜	50g	105
	草莓	100g	90

出處：『五訂日本食品標準成分表』（文部科學省）

飲食

多酚可抑制腦部老化

蔬菜和水果之所以對身體有幫助，是因為除了維生素等營養素之外，還含有許多具有抗氧化功能的成分。

富含於蔬菜、水果之中，具有絕佳的抗氧化作用

多酚是植物中具有特定結構的化合物總稱，於植物行光合作用的過程中產出，幾乎每一種蔬菜和水果都含有多酚成分，種類超過數千種。

多酚的共同特徵在於具有非常好的抗氧化作用，能保護身體不受活性氧傷害並防止細胞老化，所以可以預防各種生活習慣並和失智症。

再加上有實驗報告指出多酚的成分可以防止腦內形成β類澱粉蛋白，並能分解β類澱粉蛋白，因此一般都認為具有預防阿茲海默型失智症的效果。

如何有效攝取多酚

多酚是植物中色素、苦澀味道的來源成分，可以保護植物不受紫外線的傷害，因此大多存在於蔬菜及水果的外皮。烹飪過程中產生的「浮渣」中裡也含有多酚成分。

若想有效攝取多酚，食用蔬菜時可以盡量連外皮一起吃，浮渣也盡可能不要撈得太乾淨。

過多的多酚無法儲存於體內，因此不妨平常多加留意均衡攝取各種蔬菜。

多酚種類與含量較多的食物

花色素苷
茄子、紫蘇、紅皮栗香地瓜、藍莓、葡萄、西瓜

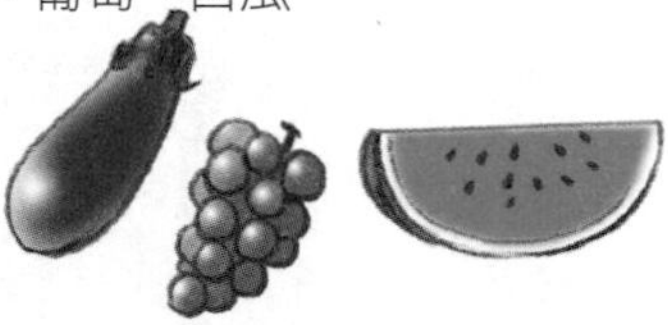

異黃酮
黃豆、黃豆製品（納豆、豆腐、味噌、黃豆粉等）

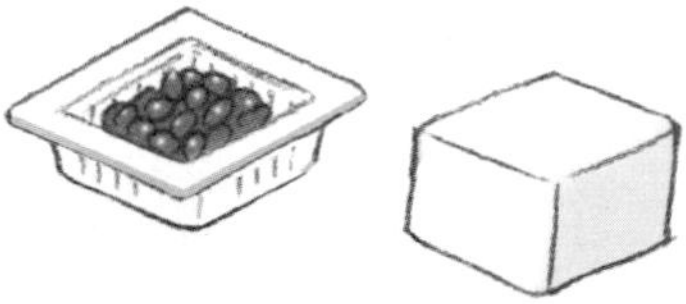

兒茶素（參考P94）
綠茶、煎茶等

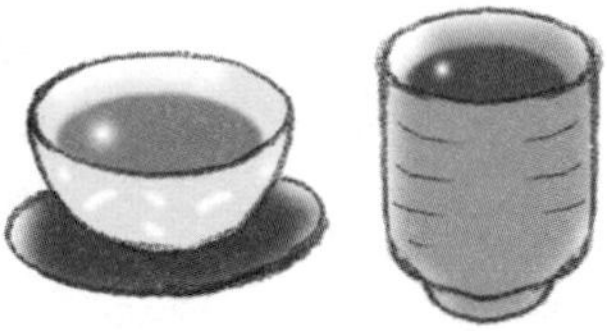

綠原酸（參考P94）
咖啡、馬鈴薯或番薯的外皮

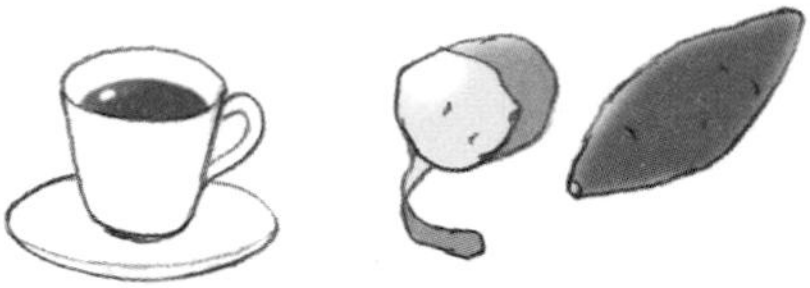

薑黃素（參考P90）
薑黃、咖哩粉

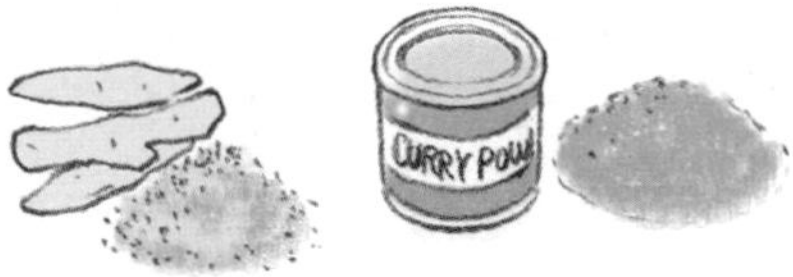

可可多酚
巧克力、可可亞

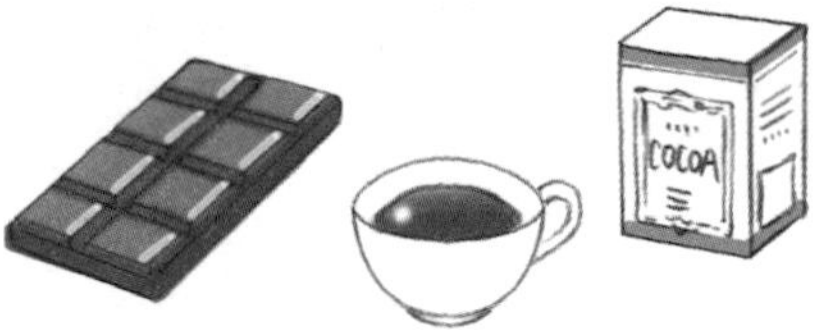

芸香甘
蕎麥麵、洋蔥

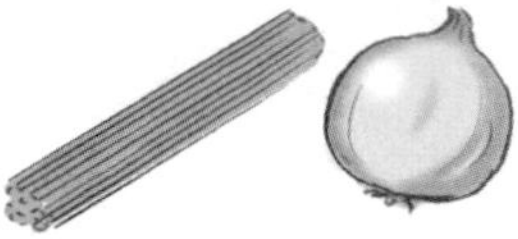

檸檬黃素
檸檬、柑橘

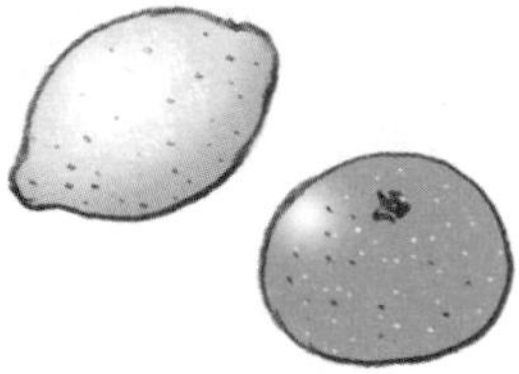

槲皮素
洋蔥、綠茶、番茄、蘋果

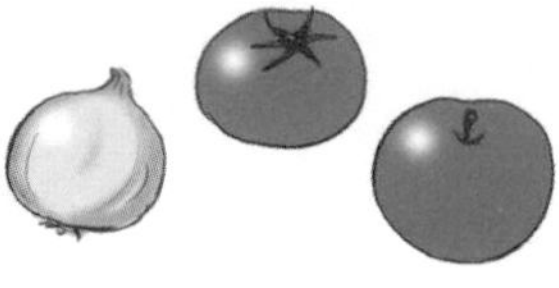

飲食

咖哩可預防失智症

深受大家喜愛的咖哩飯也具有預防失智症的效果。有效成分來自於形成咖哩顏色的某種香料。

咖哩中的薑黃受到矚目

自從有學術論文中指出「（經常食用咖哩的）印度人罹患阿茲海默型失智症的人數大約只有美國的四分之一」後，咖哩與阿茲海默症之間的關係便開始受到許多人的注意，並且陸續出現了許多不同形式的學術研究。結果證實咖哩中的薑黃和預防失智症確實是有關連的。

薑黃當中含有豐富的「**薑黃素**」，屬於多酚的一種。薑黃素的抗氧化效果非常好，可以預防神經細胞老化、抑制認知功能衰退，對於預防慢性病以達到降低血管性失智症風險也有相當的幫助。並且能預防β類澱粉蛋白沉積於大腦，因此也能預防阿茲海默型失智症。

將薑黃運用於咖哩之外

薑黃是形成咖哩顏色的重要成分，也是一種經常使用的香料，沖繩人甚至泡成茶飲用。許多保健食品中都含有薑黃成分，不過對肝臟功能不好的人來說，攝取過量反而會造成肝臟負擔。

如果能從天然食物中攝取薑黃素，就不會有攝取過量的疑慮。建議多從飲食中攝取，不要完全仰賴保健食品。

如何攝取薑黃（薑黃素）

有效攝取的祕訣

卵磷脂可以加強吸收率，因此不妨和富含卵磷脂的雞蛋（蛋黃）或黃豆一起攝取。

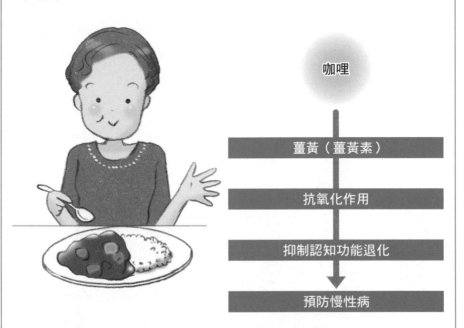

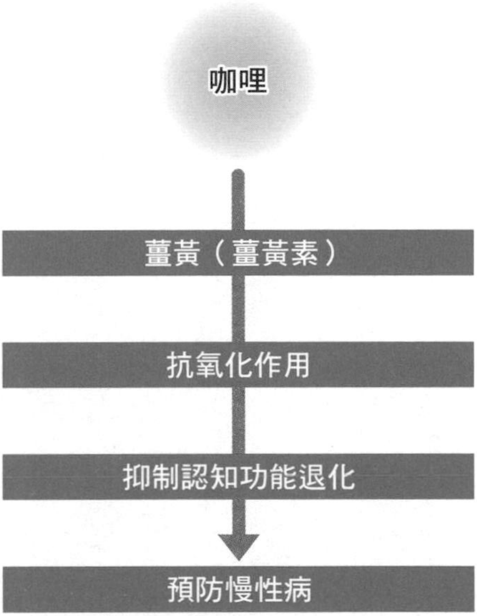

如何選擇薑黃？

薑黃苗又稱為「鬱金」，根據開花季節不同而有秋鬱金和春鬱金兩種，秋鬱金含有較多薑黃成分。

味道和香氣的特徵

- 香氣中帶有一股特殊的土味。
- 嚐起來幾乎沒有辛辣味。
- 主要目的在於「為菜餚增添色彩」。

咖哩之外的烹調方式

- 煮飯時拌入生米中一起煮。
- 拌炒時加入。
- 加入湯品之中……等。

稍微拌炒一下可以降低鬱金的獨特氣味

飲食

可以飲用適量紅酒

很多人都知道紅酒有助於預防慢性病，最近紅酒更因為可能預防失智症而受到注目。

紅酒有助預防失智症

據說偶爾小酌的人比完全不喝酒的人不會罹患失智症。但是飲酒過量會傷害身體，所以前提必須是適量飲用。

喝酒的時候，最好選擇有助於預防阿茲海默型失智症及慢性病的紅酒。建議的飲用量為男性每天二杯、女性一杯。

關鍵在於果皮和種子中所含的多酚

紅酒的健康效果之所以受到注目，是由於科學家發現「法國人的飲食中含有大量脂肪，但因為大量飲用紅酒，所以罹患冠狀動脈疾病及腦血管病變而致死的比例卻很低」，並對此議題投入更多研究。

紅酒中含有花青素、兒茶素、單寧、白藜蘆醇等各種多酚，都具有很好的抗氧化作用，也可以預防β類澱粉蛋白沉積於腦部，所以被認為有助於預防失智症。

因為多酚成分主要來自葡萄的外皮和種子，因此整顆葡萄連皮帶籽進行釀造的紅酒預防失智症的效果比只有果肉的白酒更好。紅酒中的多酚含量約是白酒的十倍。

如何藉由飲酒預防失智症

不可過量

男性每天飲用 2 杯、女性每天飲用 1 杯為宜。

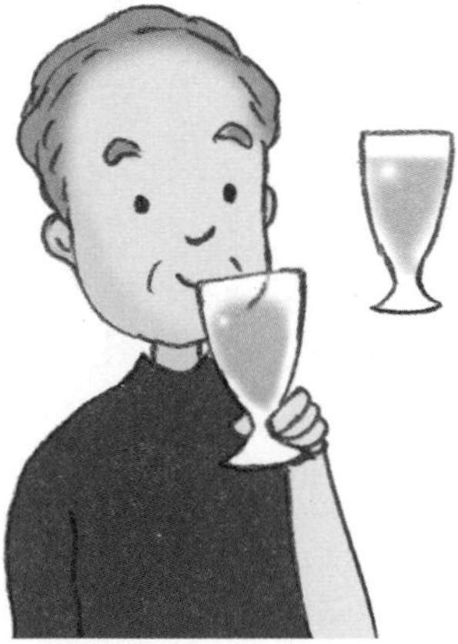

紅酒的效果最好

紅酒裡有各種多酚，可以有效發揮預防失智症的效果。

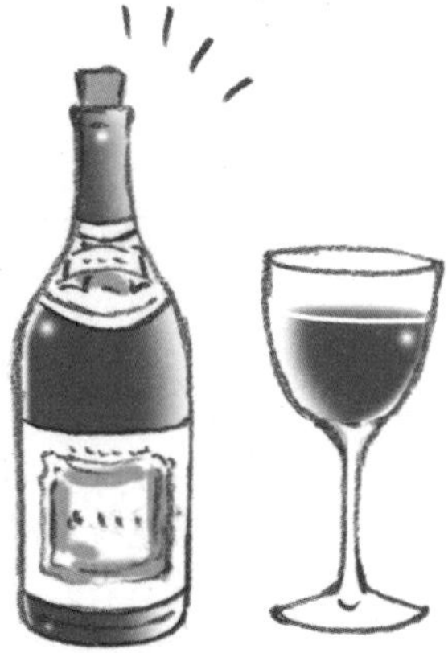

不能喝酒的人可選擇葡萄汁

飲用帶皮壓榨的葡萄汁，可以補充多酚。

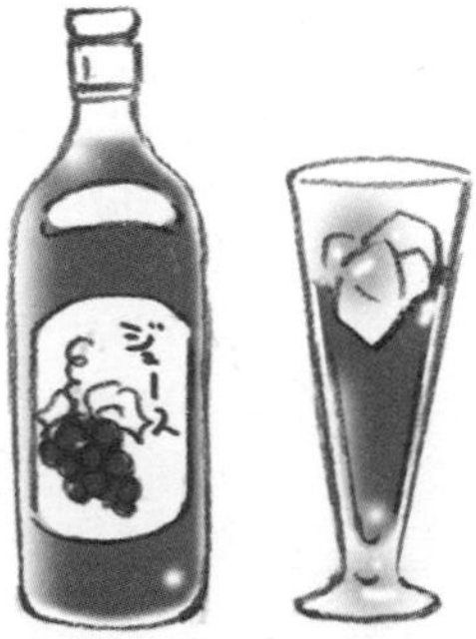

許多葡萄汁壓榨前會先去籽，所以多酚含量比葡萄酒少。

和家人或好友一起同樂

營造愉快的氣氛，一邊聊天一邊享受當下的愉快氣氛，可以對腦部帶來正面的刺激。

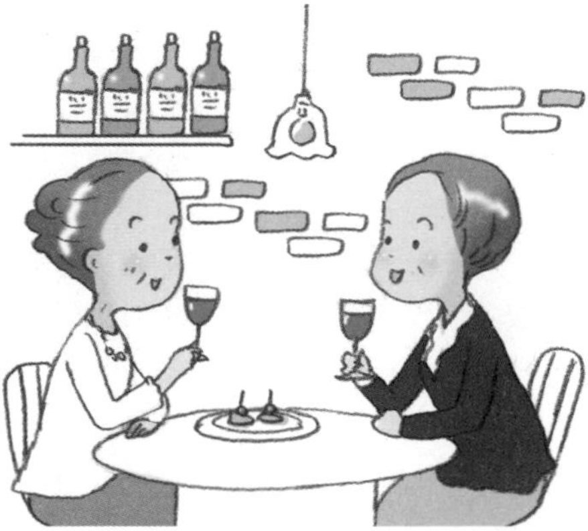

飲食

多攝取咖啡及綠茶

吃完飯後或是趁著工作、家事的空檔不妨來杯咖啡或綠茶。不但可以放鬆心情，說不定還具有預防失智症的效果喔。

咖啡的效用與預防失智症之間的關聯

曾經有報告結果指出，比起完全不喝咖啡的人，有喝咖啡習慣的人比較不容易有認知功能衰退的現象。這份報告認為一天喝三杯咖啡最能維持認知功能的最佳狀態。

這樣的效果應該是來自咖啡中所含的咖啡因。動物實驗也發現攝取咖啡因之後，能減緩大腦中的異常蛋白質沉積。除了咖啡因之外，咖啡中還含有綠原酸等多酚和鎂，據說也都具有抑制認知功能衰退的效果。

綠茶的效用與預防失智症之間的關聯

在某項針對日本高齡人口的調查中，發現一天喝二杯綠茶，罹患失智症的風險比完全不喝綠茶減少一半。

綠茶裡富含兒茶素（多酚的一種）和維生素E、C等抗氧化效果強的成分。這些成分能抑制神經細胞老化，並幫助維持認知功能。

此外在動物實驗階段中也發現，綠茶中含有一種多酚，也可以抑制β類澱粉蛋白（參考P76）沉積於大腦。

如何藉由飲用綠茶及咖啡預防失智症

以往的調查結果指出……

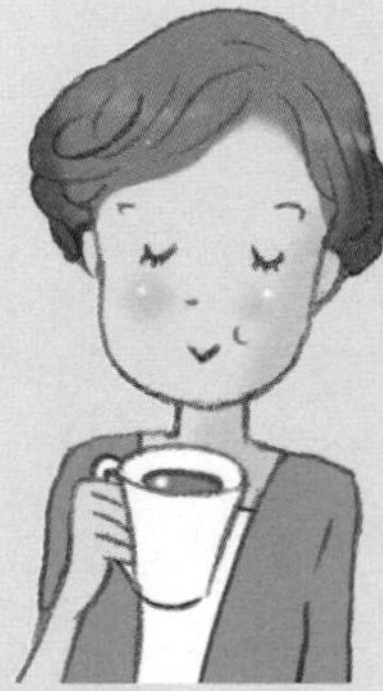

每天飲用 3 杯咖啡

每天飲用超過 3 杯的人，認知功能衰退的比例最低。

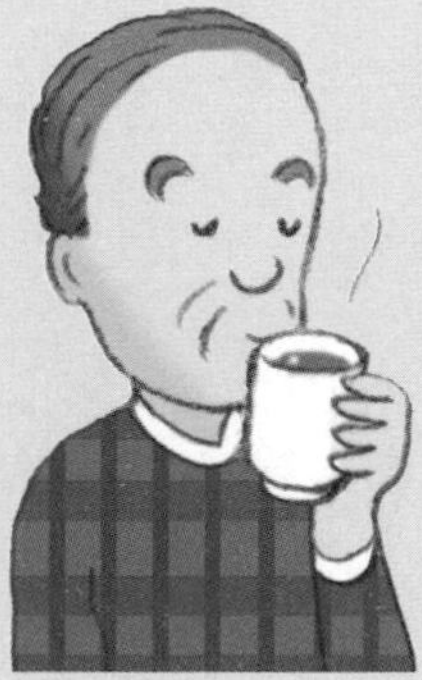

每天飲用 2 杯以上綠茶

每天飲用 2 杯以上，認知功能衰退的風險最低。

可達到放鬆效果

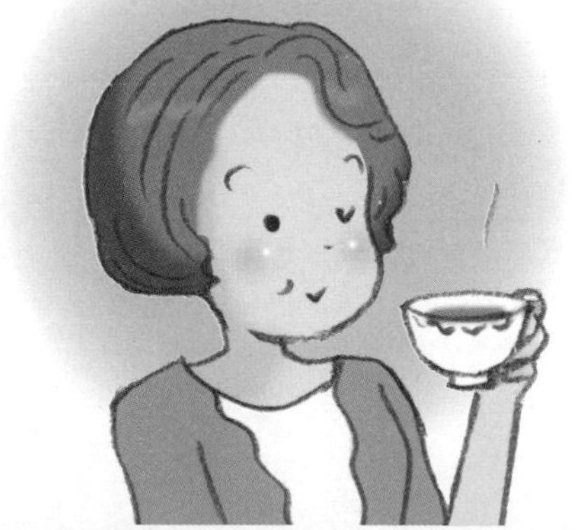

含有多酚等成分

↓

有助於預防失智症！

運動

多從事有氧運動

適度活動身體可以有效預防高血壓和糖尿病等慢性病，對於降低失智症的發生率也有幫助。

活動身體有助於預防失智症

想要有效預防失智症，可以**養成適度的運動習慣**。運動可以預防並改善慢性病、減少高血壓及糖尿病的風險，也就是減少阿茲海默型失智症的危險因子。

此外，運動還可以讓血流清澈，能促進腦細胞活化。目前也已經證實運動可以活化額葉，有助於預防失智症。

美國的一項調查更證實每天步行一定距離的人罹患失智症的比例較低。

可持續半小時的有氧運動為主

所有運動中，對預防失智症最有幫助就是**有氧運動**。

有氧運動的強度較低，可以長時間持續進行。因為可以有效率地燃燒體脂肪，所以對於肥胖引起的慢性病也有預防的效果。

每次進行有氧運動的時間大約是二十至三十分鐘，每週進行二至三次就可以達到效果。

等到身體習慣活動之後，就可以開始挑戰鍛鍊肌肉的**無氧運動**。無氧運動可增加身體的肌肉比重，肌肉比重變多後會提高基礎代謝率，可以在不運動的狀態下燃燒更多熱量，打造不易胖的體質。

有氧運動與無氧運動

	有氧運動	無氧運動
運動類型	**有氧運動** 在不覺得吃力的狀態下持續20～30分鐘的低強度運動	**無氧運動** 瞬間爆發力較強的運動
消耗能量來源	體脂肪為主要能量來源，燃燒脂肪的時候需要氧氣	肌肉裡的糖原（糖類的一種）為主要能量來源，產生能量的時候需要氧氣。
主要效果	減少體脂肪	增加肌肉
運動項目	健走、慢跑、游泳（慢速）等 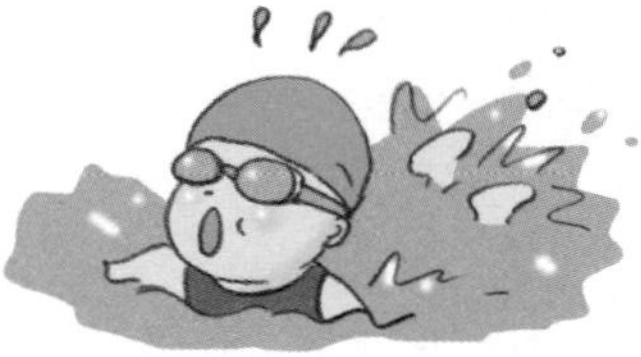	肌力訓練、短跑等 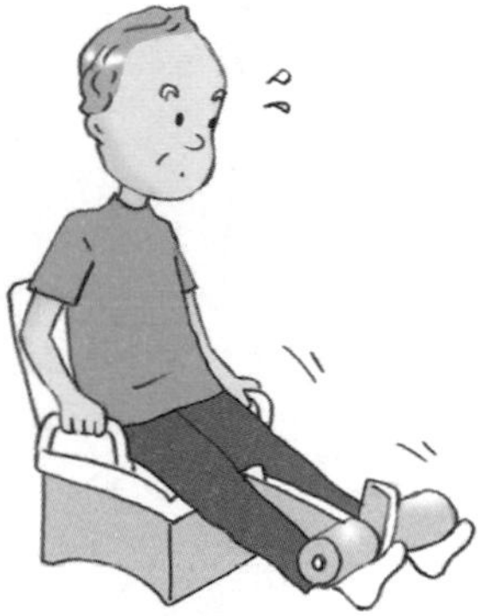

可期待的效果
預防肥胖、改善血液循環、活化腦細胞

改善並預防慢性病

預防失智症

運動時的注意事項

運動的目的在於獲得健康，如果因此受傷或弄壞身體實在得不償失。運動時記得隨時注意自己的身體狀況，不要過於勉強。

不勉強自己、注意安全

運動有助於預防失智症，也可維持健康的身體，但對於沒有運動習慣的人來說，突然開始運動前有些事情要特別注意。記得選擇適合自己的強度和時間，不舒服就要馬上暫停，也要留意別因此而受傷。

每次運動之前記得要先拉筋，讓身體暖機並放鬆肌肉。運動的時候要小心不要跌倒，選擇適合自己體力的運動項目，並且在空曠、四周沒有家具的地方進行，以免站不穩、跌倒而撞傷。也要記得隨時補充水分以預防脫水。過程中如果感覺疼痛或任何異常，就要馬上停止，休息一下並觀察身體狀況。

每次時間不長也無所謂，將目標放在持之以恆

運動時最重要的就是持之以恆。每次運動的時間不用長，只要維持每週二至三次的頻率即可。選擇每次可以持續二十分鐘左右、覺得「有一點吃力」的運動強度是最適當的。可以觀察自己的心跳作為選擇適合強度的參考。

如果沒辦法特別空出時間運動，也可以在日常生活中盡量增加運動量。例如外出時多走路，盡可能不要開車或騎車。少搭電扶梯，多走樓梯。打掃、整理庭院、洗車、帶寵物散步也都是很好的運動機會，可以在日常生活中多多進行。

運動強度建議

每天持續不間斷的運動以強度 50 ～ 60%為宜。

運動強度50%

安靜時心跳（次／分） ＼ 年齡	65 歲	70 歲	75 歲	80 歲
60	111	109	107	106
70	116	114	112	111
80	121	119	117	116

運動強度 60%

安靜時心跳（次／分） ＼ 年齡	65 歲	70 歲	75 歲	80 歲
60	121	119	117	115
70	125	123	121	119
80	129	27	125	123

<例> 70 多歲平常安靜時心跳約 70 的長者，
如果運動時的心跳約為 123 拍，表示運動強度約 60%

①測量安靜時的心跳

休息 10 分鐘之後，測量 1 分鐘的心跳（※）。

②測量運動中的心跳

運動結束後馬上測得 1 分鐘的心跳。

③計算運動強度

以①和②的數據參考左表，就可以得知該項運動的強度。

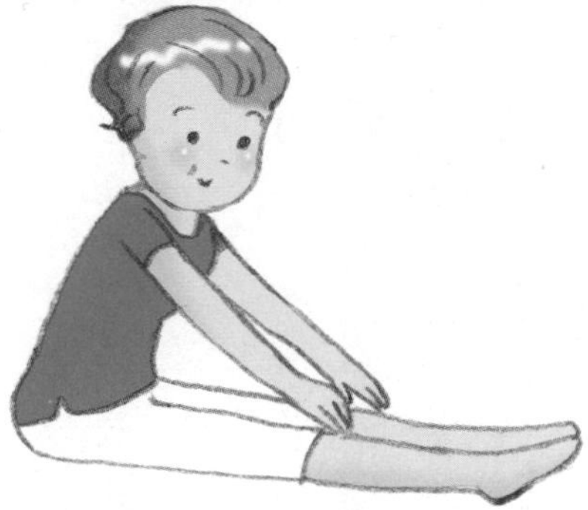

出處：獨立行政法人 國立長壽醫療研究中心「有助預防失智症的運動」

如何測量心跳？

將食指、中指、無名指併攏放在手腕下方。

※ 也可以用 10 秒的心跳數乘以 6 倍

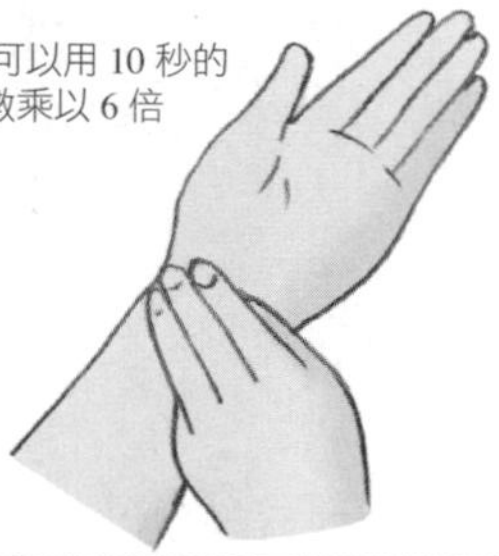

運動

隨時隨地都能進行的健走

沒有運動習慣的人，不妨先試試最簡單的健走。記得挺直背桿、保持一定的節奏。

走路可以活化腦部

對於沒有運動習慣的人來說，健走是最適合的了。健走是有氧運動的代表，很多人都知道健走可以預防並改善慢性病。健走能有效預防失智症的危險因子「高血壓與糖尿病」，而且活動身體也能促進血液循環、幫助腦部活化。

健走的時候除了會用到活動肌肉、骨骼、關節的功能，也有維持身體平衡、調節反射神經的功能。走路所帶來的刺激還能活化大腦中與記憶、對事物抱持熱情的部分，過程中會看見許多不同於平常生活中的景象，也能對腦部帶來刺激。一般認為這些反應對於提升認知功能有很大的幫助。

端正姿勢快步走

健走是一項任何人隨時可以從事的運動，但如果只是拖著腳步走的話，就無法達到預期的效果。健走時的速度應該比平常更快一些，並且維持一定的節奏。身體要挺直，雙手適度前後擺動。為了避免發生運動傷害，一定要選擇適合自己的健走鞋。**每次步行時間約半小時，每週進行三次**。選擇適合當日天氣的服裝，健走前後也要記得補充水分。無法空出時間運動的人，可以趁著外出購物時，走得比平常更快一些，就可以達到相同的效果。

健走的注意事項

不要勉強自己

配合自己的身體狀況，天氣特別炎熱或寒冷、身體不舒服時，可以暫時休息一下。

運動前後補充水分

健走前後都要記得補充水分，以避免脫水。最好能隨身攜帶小水壺。

雙手適度前後擺動

手肘彎曲、步伐比平常走路時更大一些，前後擺動雙手。

挺直背桿

視線落在前方 10 公尺的地面上。

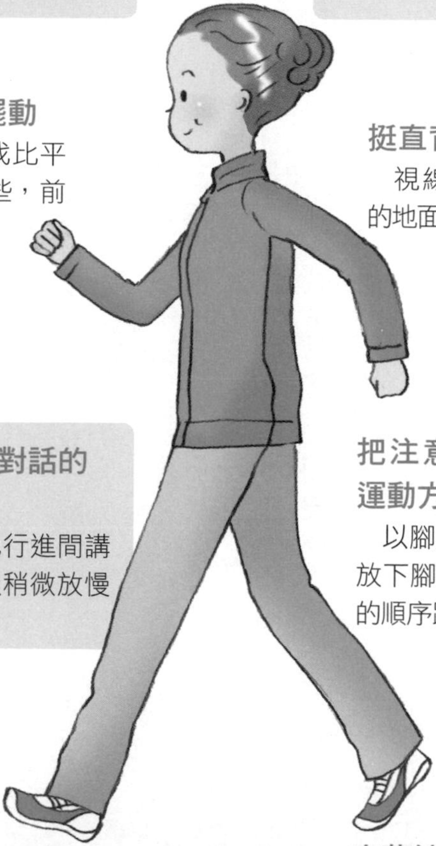

維持可以與人對話的速度

如果發現自己行進間講話會喘，就可以稍微放慢速度。

把注意力放在雙腳的運動方式

以腳跟輕輕著地，接著放下腳掌、腳尖，以這樣的順序踏步。

穿著健走鞋

穿著適合自己的健走鞋以避免受傷。

point

如何養成健走習慣

- 和家人或朋友相約一起健走
- 使用計步器，記錄每次健走的步數和距離

運動

每天持續拉筋運動

拉筋可以幫忙舒緩僵硬的肌肉，非常適合每天進行。持續拉筋可以讓身體活動更加順暢。

拉筋可促進血液循環

拉筋是一項簡單的運動，很適合沒有運動習慣或是不擅長運動的人。

運動不足或手腳冰冷、壓力等原因都會造成肌肉僵硬與血液循環不良。血液循環不良會降低細胞中的含氧量和營養，導致腦部機能衰退。

拉筋可以放鬆肌肉，使全身的血液循環更加順暢。活動肌肉也能刺激額葉，有助於活化記憶、提升對事物的熱情。

伸展身體時不用刻意屏住呼吸

拉筋的基本動作就是伸展並拉開、放鬆緊繃的肌肉。

除了容易肌肉僵硬的肩膀、背部、脖子之外，雙腳的拉筋也很重要。

小腿等面積較大的肌肉具有幫浦的作用，可以將下半身的血液送回心臟。放鬆雙腳的肌肉，就能提升這樣的幫浦功能，進而改善血液循環。

拉筋時記得大幅而緩慢的進行。拉開肌肉和關節之後，維持十秒不動後再慢慢放鬆。伸展時不要停止呼吸，在不感覺疼痛的範圍內進行即可。

即使每次進行的時間不長，但只要持之以恆就能提高效果，不妨養成習慣在固定時間進行，例如就寢前。

拉筋的基本動作

動作放慢

動作不用過大，不用過度施力。

伸展時不要閉氣

先吸一口氣，伸展時慢慢吐氣。

在自己能力範圍內進行即可

感覺疼痛時就不要繼續用力。

拉開之後維持姿勢不動

將肌肉拉開後，維持 10 秒鐘靜止不動。

小腿拉筋

單腳向前屈膝半蹲，雙手放在膝蓋上，重心往前，伸展後方的小腿。

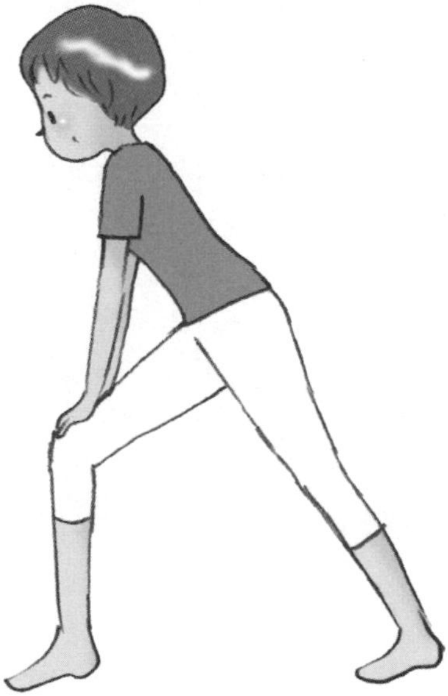

背部～肩膀拉筋

雙手交握，反手伸直雙手向前推。頭微微向前傾，上背拱起。

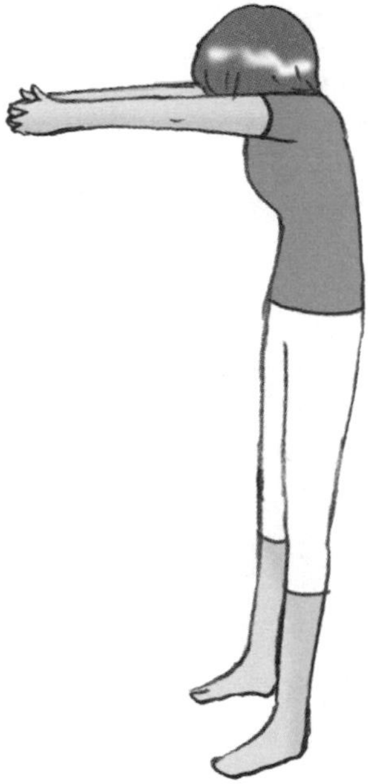

運動

肌力訓練打造不易胖體質

進行肌力訓練時，不要讓身體感到太大的負擔、過程中保持呼吸。隨時注意自己的體力及身體狀況，不用過度勉強。

可活化大腦功能並打造不易胖體質

養成運動習慣之後，就可以慢慢挑戰有氧運動以外的肌力訓練。肌力訓練和其他運動一樣，具有刺激並活化大腦的效果。

藉由肌力訓練增加肌肉比重之後，基礎代謝率便會提高，不運動時也會消耗較多熱量，形成「不易胖」體質。

預防或改善肥胖可以預防高血壓與糖尿病、降低阿茲海默症的高危險因子，同時也能預防「**運動障礙症候群**」（身體的運動器官衰弱或發生障礙，而成為需要照護的高危險群），避免臥床造成認知功能下降。

維持呼吸並放慢動作

高齡者從事肌力訓練時，應特別注意不要勉強自己、不要造成太大的負擔，用力時也要維持呼吸。

肌肉訓練只要借助全身的體重即可，不需要啞鈴等器材。閉氣、用力的話會使血壓上升，所以只要一開始先吸一口氣，之後再慢慢吐氣、一邊用力即可。也要記得一邊將意識放在目前使用的肌肉，這樣才會得到更好的效果。

運動前後都要做伸展運動讓肌肉放鬆，才不會累積疲勞感。

肌肉訓練的基本守則

盡力而為

不使用啞鈴等器材，只需借助自己的體重。

途中不要閉氣

先吸一口氣，慢慢吐氣的過程中一邊用力。

集中注意力於正在用的肌肉

如果能一邊將注意力集中在目前使用的肌肉上，會得到更好的效果。

放慢動作

避免用力過度、或是一口氣用力太多。

大腿及腹肌的肌肉訓練

坐在椅子上，單腳盡量向前平舉，指尖向上。左右各做 10 次。

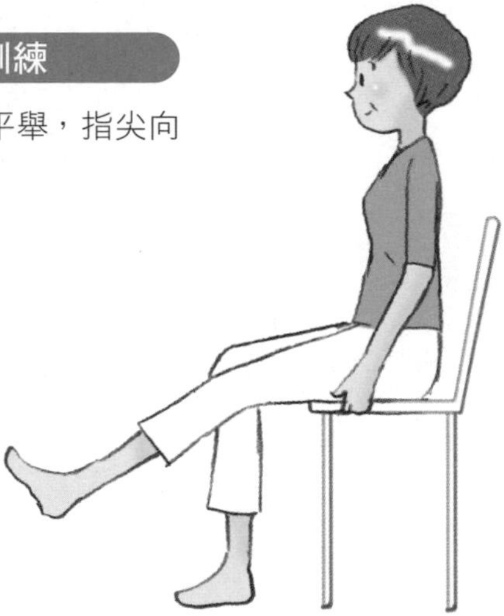

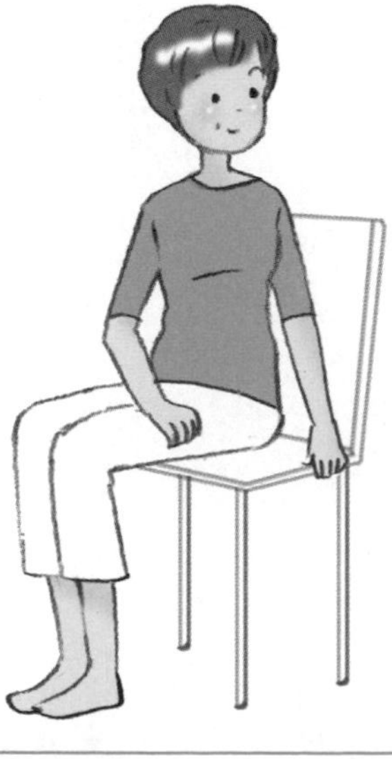

背部及腰部的肌肉訓練

坐在椅子上，右手放在左邊膝蓋上，身體向左邊旋轉，維持 10 秒後換邊。左右各做 2～3 次。

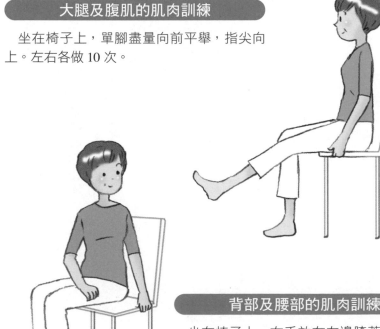

運動

運動身體同時動腦

運動時搭配需要動腦的遊戲方式，更可以活化大腦的各個領域。對於預防失智症也有很大的幫助。

一邊運動身體一邊動腦

人體會隨時將各種訊息傳送到腦部。但認知功能一旦衰退，大腦可能就會無法同時處理兩種以上的訊息。為了預防並改善這樣的狀況，最近有一種練習方式非常受到注目，那就是**同時間進行兩種以上的活動**。

因為運動雖然具有活化腦部細胞的功能，但如果能在運動的同時加入需要用到大腦的其他作業，就能更有效提升認知功能。也就是說，「運動身體」和「思考」這兩種不同領域同時運作的時候，就能更大範圍地刺激腦部，提升大腦處理外來訊息的能力。

帶著愉快的心情，從簡單的內容做起

說是「動腦」，但其實並不需要特別做什麼複雜的事情。不妨在輕鬆踏步的同時用手打節拍，或是與同好外出健走時一邊聊天

做起。帶著愉快的心情，由簡而繁即可。

若想達到更高的效率，重點就在於「同時」進行運動及思考。途中如果發現腦中只剩下運動或是思考其中一項，例如動作突然停止，或是無法集中精神思考，就應該降低另一項的難度，隨時注意兩種同時進行。多練習就會慢慢上手，最好可以每次更換不同的搭配方式。

活動身體同時動腦的例子

大腿與腹肌的肌力訓練

· 一邊玩接龍。
· 進行簡單的加法、減法練習等。

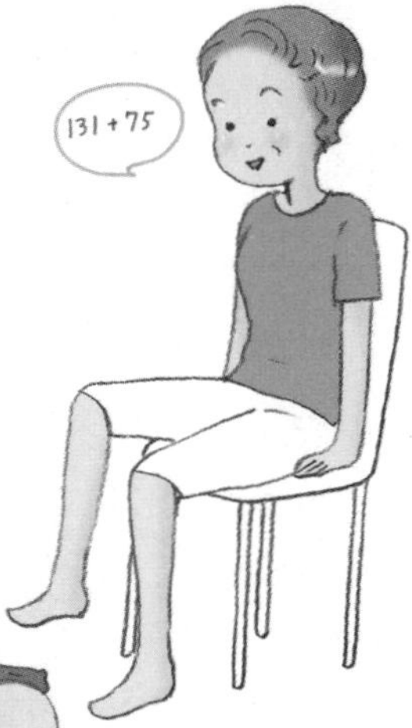

一個人健走時可以這麼做

· 每次決定蔬菜、動物、國家名稱等各種主題，一邊健走一邊思考符合主題的名詞。
· 按照注音符號的順序找出符合的單字，例如斑（ㄅ）馬、皮（ㄆ）球、木（ㄇ）瓜等。

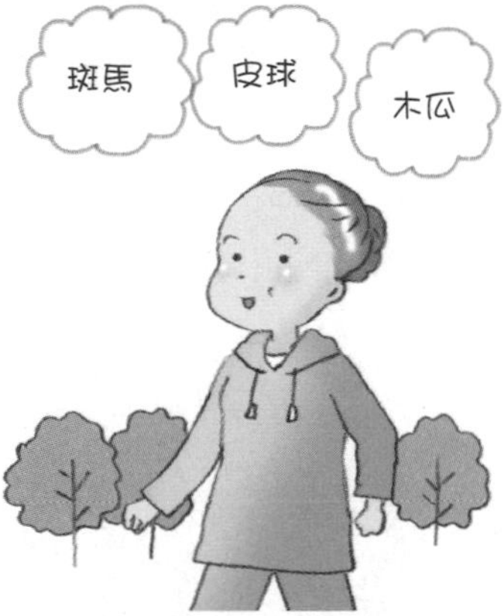

在室內進行

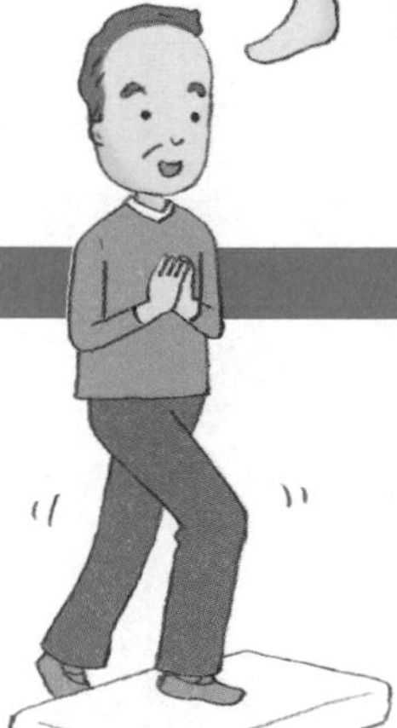

踏步時一邊數數字，數到 3 的倍數時拍一下手。

以「前、後、左、右」等動作組合成較複雜的步伐等。

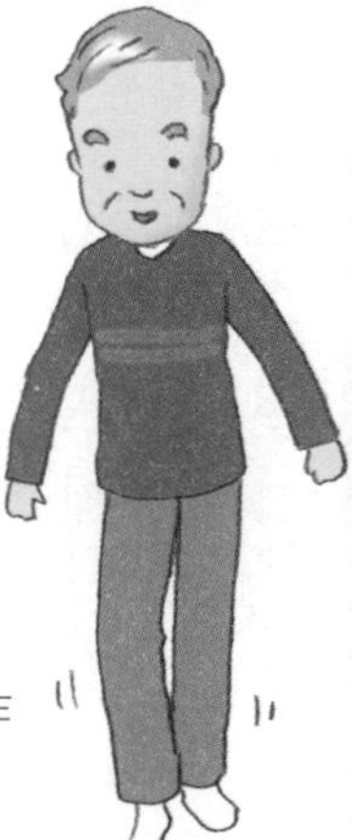

point

· 重點在於運動身體的同時一邊思考。
· 做到一半若發現落掉其中一項，就要降低另一項的強度。
· 可以增加更多思考主題，以免習慣後不需思考就能自然做出反應。

日常生活

做自己喜歡的事情

「開心」、「快樂」的情緒可以對大腦帶來好的刺激。每天開開心心、快快樂樂，就是預防失智症最好的方法。

在生活中尋找快樂與成就感

做自己喜歡的事情時會感到喜悅，是因為大腦所分泌的**多巴胺**（一種腦內神經傳導物質）變多。多巴胺又稱為「快樂物質」，主要功能在於讓人保持心情愉快、提振精神與集中力，還能調節短暫記憶等認知功能。也就是說，只要多從事自己喜歡的活動，生活中努力追求快樂，就能防止認知功能衰退。

每天嘗試一種不同的新事物

當我們有了「快樂」、「高興」這樣的感受，或是獲得感動、對某些事情產生熱情時，就會加速多巴胺的分泌。其中又以感受到**新的刺激**時所產生的巴多胺最多。

希望大腦獲得更多新刺激，最有效的方法就是嘗試各種新事物。規律的生活有助於維持健康，但如果每天的生活都沒有變化，對大腦的刺激又會顯得不足。

不妨在平常的生活中加入一些變化，例如：到附近車站時偶爾可以嘗試和平常不一樣的路、挑戰沒有試過的料理，這些微不足道的小事對大腦來說都是很好的刺激。

因此不妨努力為生活增加一些變化，讓生活中有更多「第一次嘗試」。

做「自己喜歡的事情」有什麼幫助

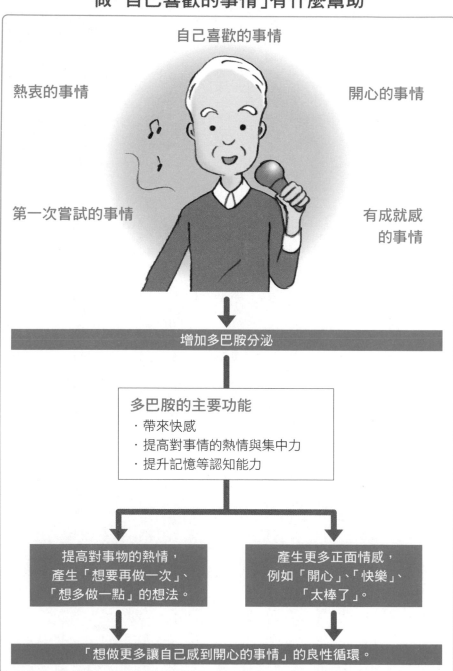

自己喜歡的事情

熱衷的事情

開心的事情

第一次嘗試的事情

有成就感的事情

↓

增加多巴胺分泌

多巴胺的主要功能
- 帶來快感
- 提高對事情的熱情與集中力
- 提升記憶等認知能力

↓

提高對事物的熱情，產生「想要再做一次」、「想多做一點」的想法。	產生更多正面情感，例如「開心」、「快樂」、「太棒了」。

↓

「想做更多讓自己感到開心的事情」的良性循環。

日常生活

不累積壓力

平常累積太多壓力會對大腦帶來不好的影響。記得不要忍耐，找出適合自己的方法發洩壓力。

壓力會導致認知功能衰退

每個人在每天的生活中都會累積壓力。適度的壓力可以提高對事物的熱情，但過多壓力或長期感受壓力，反而會對大腦帶來不好的影響。

當我們感到壓力時，體內會分泌一種稱為「皮質醇」的賀爾蒙。皮質醇會傷害神經細胞而導致記憶力衰退。而長期皮質醇過多會造成β類澱粉蛋白沉積，β類澱粉蛋白是造成阿茲海默型失智症的原因，可能會因此造成認知功能低下。

「抒發」壓力而不是「消除」壓力

每個人的壓力來源和抗壓性都不同。有些人遇到一點小事就會產生極大壓力，也有些人能正面看待壓力。

基本上面對壓力時最好的辦法就是「不要累積壓力」，要懂得適度抒發」。身處於現代社會中，每天的生活都必須與人群相處，想要「完全消除壓力」是非常困難的。如果一味追究壓力來源，可能反而會使壓力越來越大，與其如此，倒不如想辦法隨時將痛苦和苦悶抒發出來，專注於自己喜歡的事情和快樂的事情，這樣便能有效抒發壓力。就算是時間很短也好，應該盡可能在生活中空出自己的專屬時間，並自由運用。

如何處理壓力

保留時間做自己喜歡的事情

抒發壓力最好的方法就是從事自己喜歡的活動。就算時間很短也好，應該保留一些可以自由運用的時間。

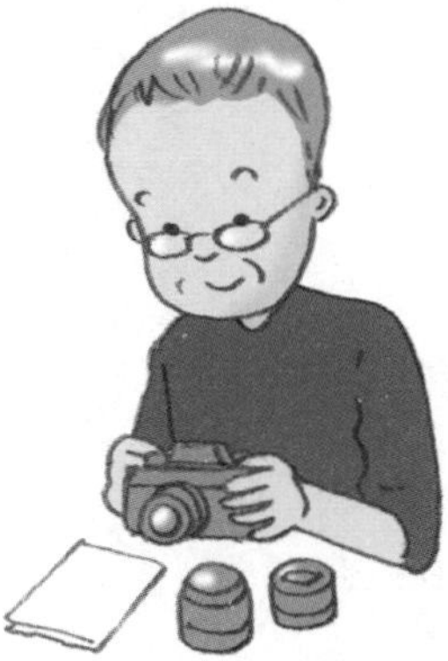

不要壓抑自己的想法

面對不開心的事情時，如果一直放在心裡，心情就會越來越差。記得隨時把負面情緒抒發出來。

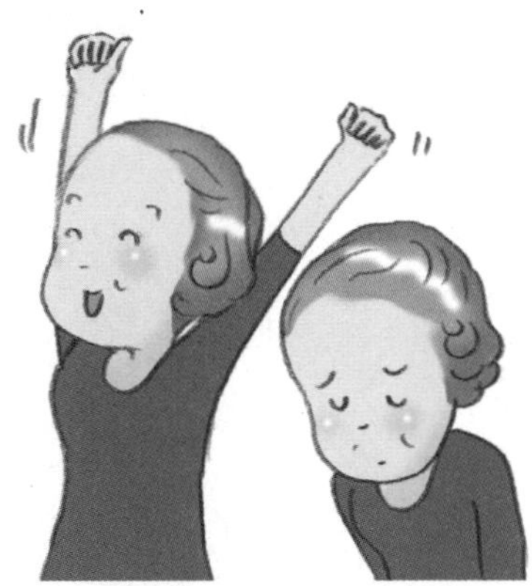

不勉強自己一定要抒發壓力

如果一直告訴自己應該要努力抒發壓力，反而會得到反效果。不妨把放鬆心情、感受快樂的事情放在第一位。

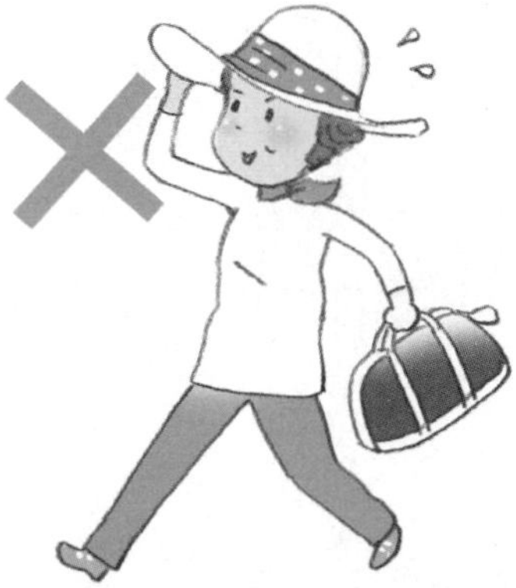

不要想著消除壓力

如果一直想著要消除壓力，就會一直追究原因，有時反而會使心情低落。應該告訴自己「某種程度的壓力是正常的」。

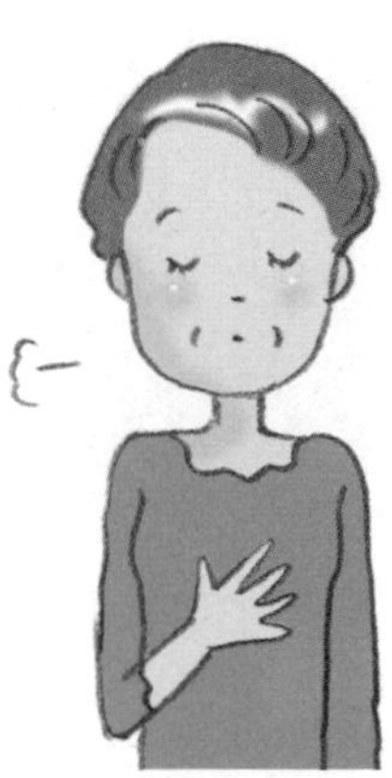

日常生活

積極維持人際關係

許多精神狀況很好的長輩都有很多朋友，並且經常出門與人往來。與人來往是一種刺激大腦的好方法。

與人相處的刺激能活化大腦

積極與人來往是預防失智症最好的方法之一，因為與人溝通的時候會對大腦帶來各種刺激。即使只是短暫與人聊天，過程中大腦也需要解讀對方的語言、從對方的表情判斷其情緒、理解對方所說的話、思考如何做出適當的反應，可以說是一刻不得閒。

而外出與人見面之前需要整理自己的服裝儀容、做各種計畫，出門前還有許多事情要準備。曾經有研究指出，相較於整天關在家裡孤單過日子的人，和外人維持密切往來的人罹患阿茲海默型失智症的風險只有八分之一。

即使沒有固定往來的朋友也要經常外出

想要和他人維持良好的關係，就必須經常外出，不能整天關在家裡。如果只是一個人待在家裡或只和家人相處，對大腦的刺激是不夠的。即使沒有特別的事情需要外出處理，最好也能一天外出一次。

就算只是單獨外出買東西、散步都沒關係。走出家門之後，可能會遇到鄰居或朋友而有短暫對話，或是在商店裡詢問店員，與人交談的機會就會變多。

如果遇到天氣不好或身體狀況不佳無法出門時，不妨打電話和親戚朋友聊天，也是很好的方法。

與人來往的好處

為生活帶來變化

多與人相處可以增加生活的樂趣，不會感覺單調。

聊天時刺激大腦

和人聊天的時候需要用到大腦的各項功能，對大腦是很好的刺激。

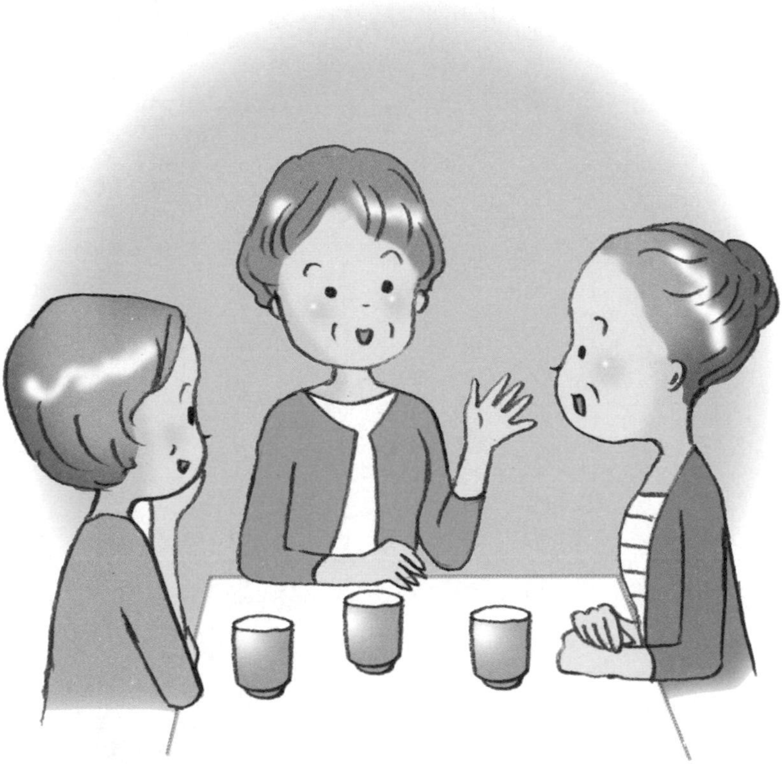

可增加新的經驗

與人相處可以增加不同的經驗，可以給大腦很多好的刺激。

養成活動身體的習慣

外出與人往來的次數越頻繁，越能增加活動身體的機會。

日常生活

多交朋友

想要與人維持互動往來，就要結交各種朋友。認識新朋友時，積極融入人群的心態是不可或缺的。

多關心社區裡的社團活動

許多人辛苦工作了一輩子，退休之後身邊卻找不到可以談心的朋友。為了預防這樣的狀況，平常應該多關心自己在社區裡的人際關係，找出自己的定位。剛開始不妨多出門散步或買東西，多認識一些「熟面孔」和「可以聊個幾句的人」。

與人往來就是與社會有所連結。除了持續和老朋友連絡感情之外，也必須積極營造可以積極認識新朋友的機會，例如加入自己喜歡的社團活動、參加社區內的活動或義工服務等。

和朋友一起營造變化豐富的生活

交朋友時要把利害得失和上下立場放在一邊。對於退休之前擔任高階主管的人，或是已經習慣上對下立場往來的人來說，可能比較無法適應。但是職場上的人際關係不同於朋友之間的相處。交朋友時應該放下年齡和立場的成見，敞開心胸與人來往。認識新朋友可以帶來很多新的經驗。

與人交談的過程中會接觸到各種不同於以往的價值觀和知識，學習新事物更能為大腦帶來很好的刺激。同時還能增加外出的機會和快樂的時光，為平淡的生活帶來更多樂趣。

交朋友時須注意的事情

表現出想積極認識新朋友的態度

遇到鄰居時不妨自己主動開口打招呼，遇到熟面孔時也可以隨意聊個幾句，表現出積極的一面。

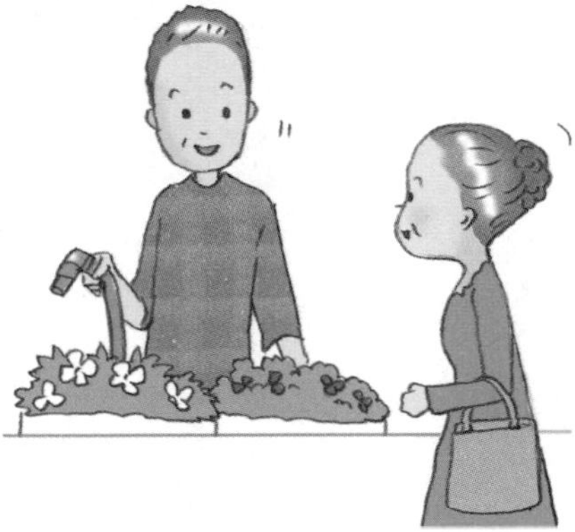

不要把自己關在家裡

很多人不願意出門，會找理由把自己關在家裡，例如沒有朋友、不知道出去做什麼等。即使沒有特別的事情要辦，也應該外出走走。

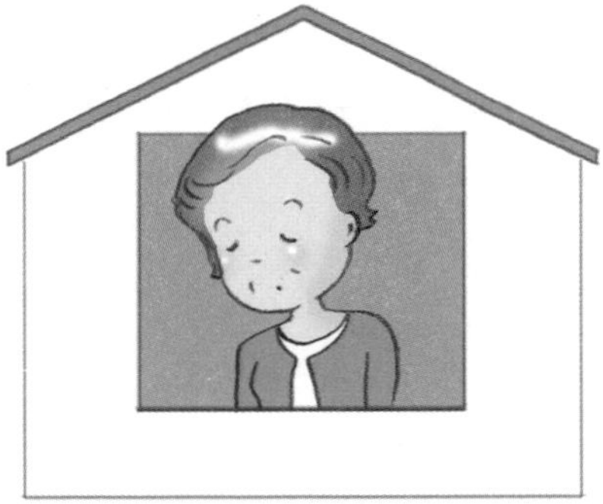

對待所有人一視同仁

交朋友時不應該有上下階級的關念，應多和各種年齡或社會地位的人相處。

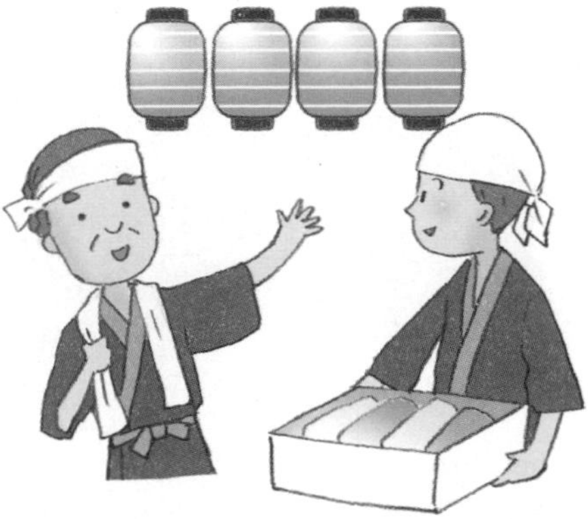

尋找有相同興趣或嗜好的同好

找到和自己有相同興趣或嗜好的人，更能聊得來。多參加社區的社團或義工服務，也能結交更多朋友。

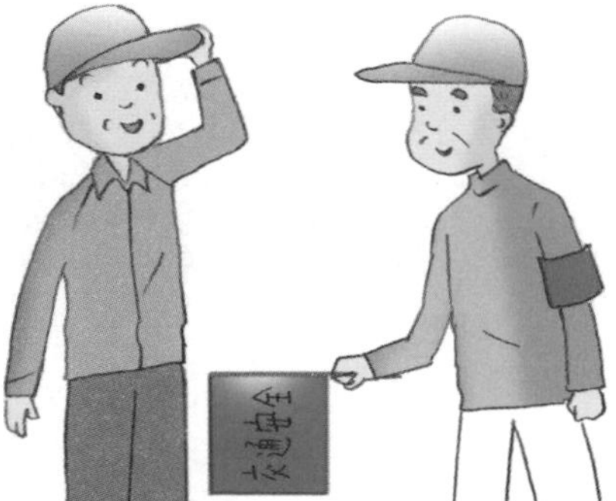

培養興趣

找到自己的興趣不但可以讓生活更加多采多姿，也能有效預防失智症。和志同道合的朋友一起從事相關活動，會更有樂趣。

找出自己真正喜歡的活動

擁有自己的興趣對於預防失智症有非常大的幫助。專注於興趣之中對活化大腦細胞來說是一種很好的刺激。而且興趣所帶來的樂趣和成就感也能讓人更有活力，為每天的生活帶來更多變化，不再一成不變。

如果還沒找到自己的興趣，不妨多嘗試一些有趣的活動。這些活動的目的都是為了好玩、交朋友，所以不必擔心自己能不能做得好。唯一要注意的是，喜歡運動的人可以再多培養其他興趣，以免因為天氣不佳或受傷、生病時無法持續。

和同好一起更有樂趣

如果想要藉此預防失智症，與其一個人獨樂，不妨多參加外面的課程或社團、和人一起在愉快的氣氛中學習，可以獲得更好的效果。

和老師、同學相處有很多好處，不但可以刺激大腦，更能拓展人際關係，外出也能增加運動量。

和人接觸的機會變多之後，會更在意自己的穿著打扮和與人相處時的態度，這些對預防失智症也很有幫助。固定外出到教室上課可以培養新的生活節奏，下課後在家裡練習時也會更起勁。

擁有興趣的好處

為生活帶來變化

擁有自己的興趣可以預防生活一成不變。

感受喜悅

埋首於自己的興趣之中會使心情變得愉快、獲得成就感，具有活化大腦的效果。

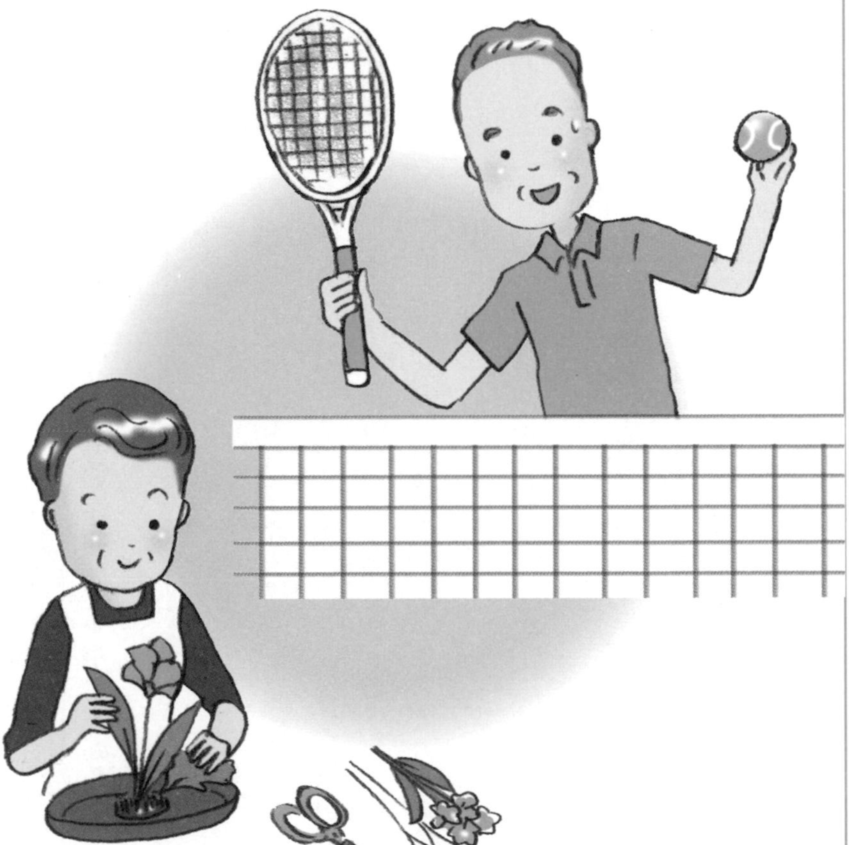

獲得新的刺激

可以增加新的體驗，例如到平常不會去的地方、遇到不認識的人等。

藉機認識新朋友

參加課程或社團可拓展人際關係，增加和他人共處的時間。

日常生活

多使用手指

手指的各種細微動作都是藉由大腦不同領域的運作而產生，平常不妨多動動手指。

手部和手指的動作可活化大腦各個區域

只要獲得適當刺激，大腦細胞就會持續活化。

刺激又可分為視覺、聽覺等外來刺激和運動身體等內部刺激。運動身體可以活化「**運動皮質**」。而運動皮質的大部分區域又和手部、手指的動作有關。因此多活動手指對於大腦的大範圍活化非常有幫助。

藉由興趣多活動手指

「技巧性地活動手指」可以有效為大腦帶來更多刺激。因為手指的各種靈活動作和活動時的力道控制都必須仰賴大腦各個部位的功能才能達成。

當然手指體操也是一種很好的方法，但還是最推薦大家動手從事自己有興趣的事情。因為做手指體操的時候難免會有「不做不行」的想法，但如果從事自己有興趣的事情，就會藉由視覺、嗅覺、思考等獲得各種不同的刺激。而且這種感覺「愉悅」、「開心」的正面刺激更能有效提升大腦的運作。

做任何事情都好，只要自己能從中感覺樂趣即可。像是陶藝、手工藝、樂器演奏等需要花一點時間的活動，或是利用瑣碎的時間進行折紙、電腦打字等也很有幫助。

從事運用手指的活動

在生活中增加使用手指的機會

在日常生活中進行打字、烹飪、折紙等使用手指的活動。

培養需要靈活手部動作的興趣

可以試試陶藝、手工藝、樂器演奏等需要細微手指動作及控制力道的活動。

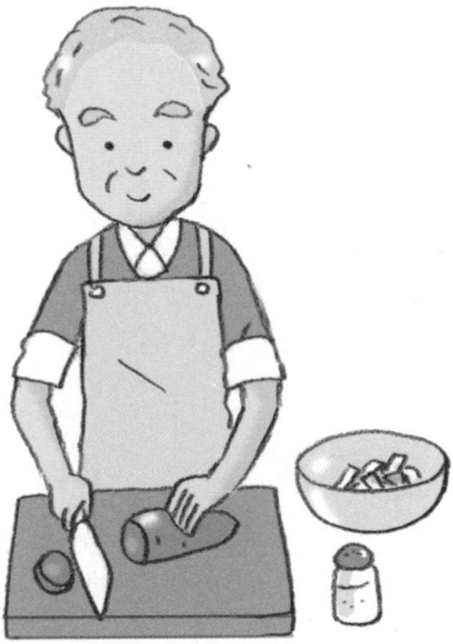

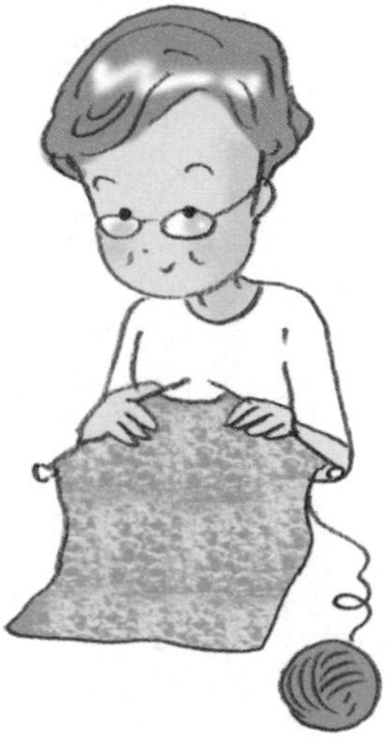

簡單的手指體操

① 雙手的手指互相觸碰。

② 打開拇指並同方向轉動，轉動時注意手指不要碰在一起。

③ 拇指歸位。以兩個食指重複②的動作。

④ 每隻手指都進行相同動作。

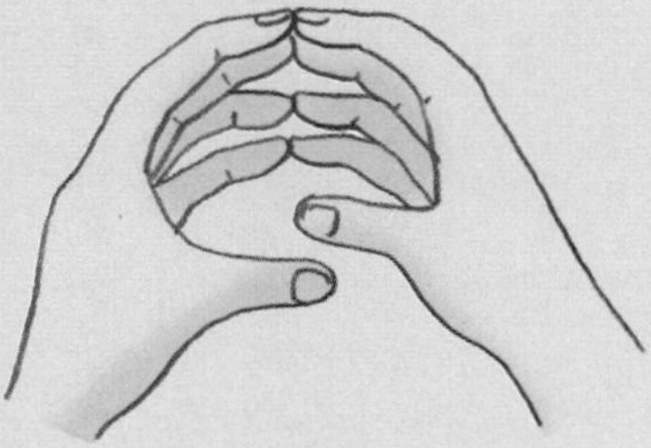

※「手指瑜珈」也有很好效果。

日常生活

享受音樂

很多人都知道音樂具有放鬆身心的效果。除了聆聽音樂之外，不妨也可以嘗試演唱或演奏樂器。

唱歌和演奏樂器可以活化大腦

音樂治療是失智症的非藥物治療（不使用藥物改善症狀的一種治療方式）其中一個方法。音樂可以減緩焦慮和壓力，放鬆身心，因此一般認為可有效預防失智症。

音樂治療包含了聆聽音樂、自己演唱或演奏樂器，若要達到較好的預防失智症效果，建議可以多多嘗試演唱和演奏樂器。

和同好一起合唱或合奏

享受音樂最簡單的方法就是唱歌。而且卡拉ＯＫ這種需要大聲唱出來的會比輕聲哼歌更好。

唱歌的時候盡量用腹式呼吸，注意吸氣時肚子要隆起。嘴巴的動作會帶動顏面的表情肌肉、呼吸時會帶動橫膈膜，這些都能刺激大腦活化，並達到放鬆的效果。

樂器演奏則會使用到手指和嘴部等細微的動作，能活化大腦的許多部位。此外，腹式呼吸對身體很好，記誦歌詞、讀樂譜等動作對活化大腦也有幫助。

如果希望藉由音樂提高健腦的效果，也可以嘗試合唱或合奏。不但更有樂趣，「和別人合作」所帶來的適度緊張感更能為大腦帶來好的刺激。

如何享受音樂

唱歌

記誦歌詞

把自己喜歡的歌詞背起來，唱歌的時候一邊投入歌曲的情境之中。

大聲唱出來

唱卡拉 OK 的效果比小聲哼歌更好。

加入豐富表情

張大嘴巴，加入各種表情、放感情去唱。

腹式呼吸

採用腹式呼吸，注意吸氣時肚子要隆起。

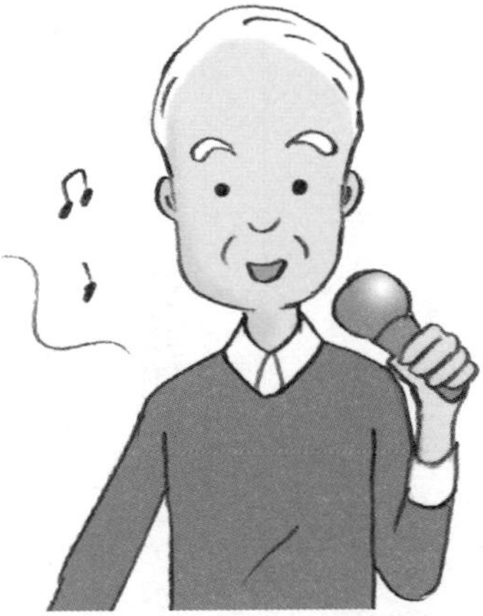

與人合唱或合奏

和人搭配一起唱歌或演奏，可以獲得適度的緊張感。

演奏樂器

讀樂譜

努力跟上樂譜的速度並正確解讀。

一邊留意自己的手指動作

聽著旋律的時候，一邊留意自己手指的動作和力道。

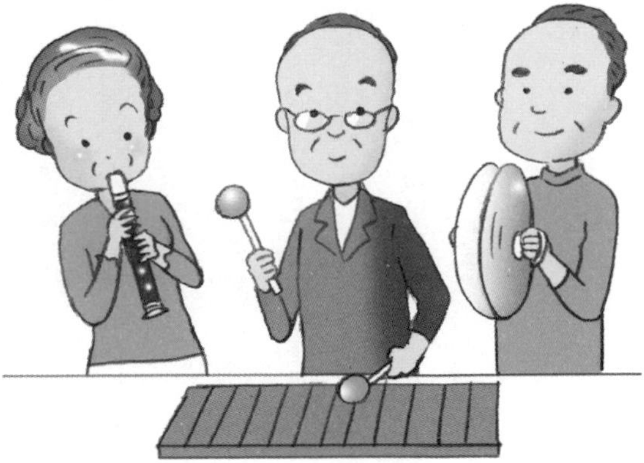

日常生活

培養參與知性活動的習慣

日常生活一些不經意的小事都能有效預防失智症。不妨多多從事這些有助於預防失智症的活動。

了解什麼樣的活動能預防失智症

美國的研究指出，經常閱讀報紙或雜誌、玩麻將、下棋等遊戲、參觀博物館的人比較不會罹患阿茲海默型失智症。因此我們不妨在生活中多多從事這些**知性活動**。

如何獲得更好的效果

閱讀雜誌或報紙的時候，必須解讀文章裡的每一個字並理解內容，讀完之後腦中還會思考並想像後續發展，所以可以刺激並活化大腦的許多部位。

在閱讀的時候同時朗讀，還可以帶動嘴巴的動作、聽到自己的聲音，就能刺激到更多部位。

而各項遊戲之所以能預防失智症，是因為遊戲時必須不停「思考」。其中又以兩人以上對戰遊戲的效果最好。從事這些遊戲時不僅要思考自己的戰略，還必須同時留意與對方之間的你來我往，會運用到很多感官能力。而適度的緊張感也會提高集中力和對事物的熱情，遊戲中還會一邊和對方聊天，這些都有很大的益處。

而博物館這一類知性空間則能帶來不同於日常生活的刺激。接觸一些平常接觸不到的事物，可以獲得滿足並刺激好奇心，對活化大腦也很有幫助。

有效預防失智症的生活習慣

閱讀報章雜誌

閱讀時需要理解文章內容並想像事件的後續發展，能活化大腦各個部位。

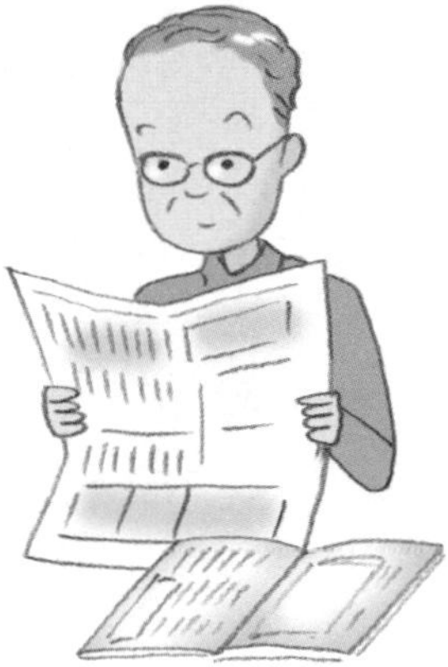

有效預防失智症的生活習慣

進行各項遊戲

盡量和他人一起進行，效果會比一個人好。除了在遊戲中思考自己戰略，最好能一邊留意對方的反應來決定下一步怎麼走，或是一邊玩一邊聊天。

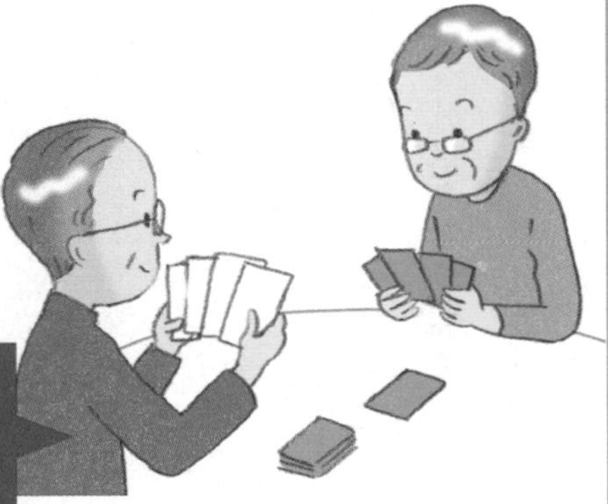

撲克牌、黑白棋、麻將、圍棋、象棋等都是很好的選擇。

參觀博物館、美術館

這一類跳脫日常生活的空間可以刺激我們對知性的好奇心，並培養對藝術的品味。事前規劃並依計畫外出抵達目的地，對於活化大腦也很有幫助。

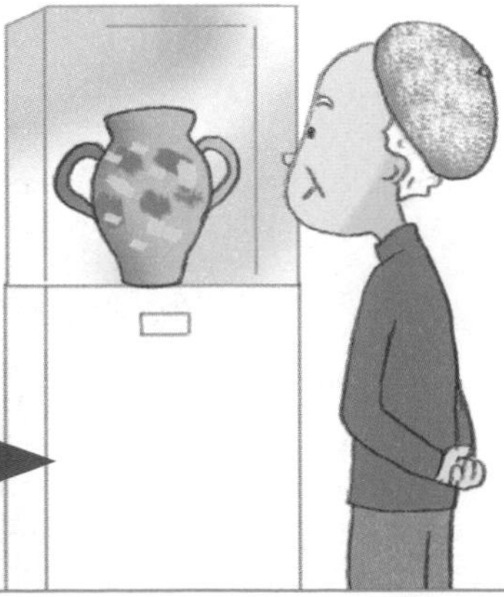

許多博物館、美術館經常展出不同的常設展和特展。平常藉由看報收集相關訊息，對大腦來說也是很好的訓練。

日常生活

練習寫幾天前的日記

最好的健腦方法就是持續使用不間斷。如果發現自己開始忘東忘西，不妨練習多回想「前一陣子」的事情。

認知功能衰退會使記憶力下降

輕度知能障礙（MCI）診斷標準中，其中一項為「明顯感覺記憶力衰退」。

人的記憶類別根據記憶時間長短和內容分成很多種，隨著失智症病程的惡化，「**事件記憶**」的衰退會越來越明顯。

事件記憶指的是和個人經驗相關的記憶，例如在路上看到有人帶著一條狗，會想起自己以前養過的狗、帶著這隻狗外出旅遊時有過什麼快樂的回憶。包含了過往的經驗、記憶、相關的情緒和事情發生的經過。當我們想不起前一天晚餐吃了什麼，就代表掌管事件記憶的功能開始衰退。

具體地回想前一陣子所發生的事情

想要預防大腦功能衰退，最有效的方法就是多多動腦。最好每天都能有意識地使用和事件記憶相關的大腦領域，例如書寫一、二天之前的日記，也就是刻意隔一段時間再回想、記錄當天所做的事情。

內容包含在什麼時候、在哪裡、和誰、做了什麼事情，再具體寫下當下的心情和感覺。而且最好用手寫，因為寫字的時候必須思考每一個字怎麼寫，對大腦也是很好的刺激。

如何藉由書寫日記鍛鍊記憶力

怎麼寫？

盡量用手寫。因為手寫的時候必須思考正確的用字，也會一邊留意字跡不能太潦草難懂，都有很大的幫助。

什麼時候寫？

過了 1 ～ 2 天之後再寫。

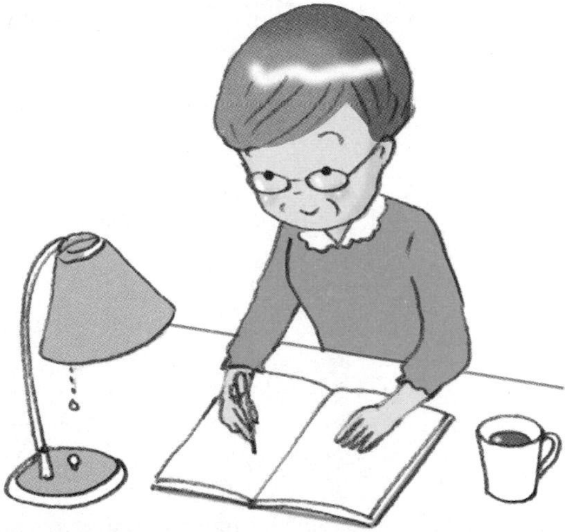

寫什麼內容？

盡可能具體、越詳細越好。

運用5W1H

- 什麼時候？（when）
- 在哪裡？（where）
- 和誰？（who）
- 做什麼？（what）
- 為什麼（why）
- 怎麼做？（how）

盡可能重現當時的「對話內容」

努力回想自己和對方說了什麼、對方有什麼反應、自己怎麼回答等。

也要加上「自己的情緒」

可以試著寫下當時自己心裡在想什麼、有什麼感受等。

日常生活

外出旅遊

旅行時可以脫離日常生活，接收到各種新刺激。而且在計畫旅行時必須思考目的地、如何規劃行程，都能充分活動大腦。

光是想像旅遊畫面，就能活化大腦

外出旅遊時所看到新鮮的事物、聽到的不同體驗，對於活化大腦都有很大的幫助。如果想要藉此提高預防失智症的效果，就應該自己規劃行程、安排每一個環節，而不是全部交給別人、只是跟著走。

訂定旅遊計畫從決定目的地開始。開始在旅遊書或網站上收集相關資訊時，腦子裡就會自然而然浮現旅遊的畫面，一邊想著要去哪裡玩、去那裡之後要做什麼，都能對大腦帶來很多刺激。

盡可能具體擬訂計畫

決定目的地之後，就可以擬訂具體的計畫。不管是交通方式或住宿，都有很多不同選擇。

可以用各種方法比較並研究所需時間、內部設備、環境、費用、訂房管道等，再選出最符合需求的住宿地點。最好也能先決定抵達目的地之後要做什麼，越具體越好。這樣的作業程序需要邏輯思考，還要計算時間與金錢。做這些動作的時候使用到的大腦區域和光是想像旅遊畫面是不一樣的。

外出時最好多邀些朋友。與他人共處也能活化大腦。相處過程中觀察對方的反應或是聊天過程對大腦來說都是很好的刺激。

活化大腦的旅遊建議

① 邀請朋友一起出遊

尋找可以共同出遊的旅伴，確認彼此方便的時間等細節。

② 決定目的地

查閱旅遊書或景點簡介，決定目的地。

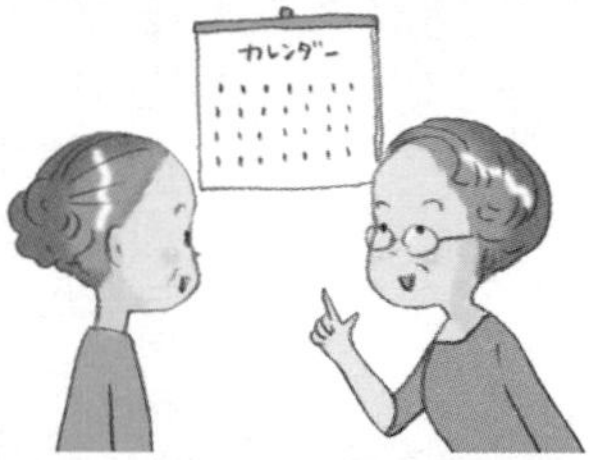

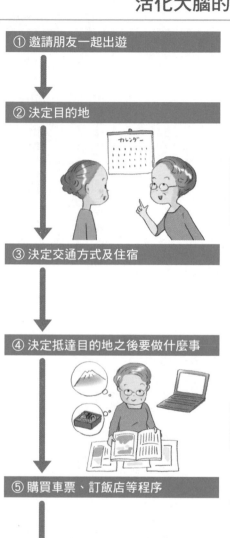

就算一起出遊的朋友很會安排旅遊行程，也不要將這些事情全部交給別人決定，應該積極參與行程安排。

③ 決定交通方式及住宿

透過飯店的介紹文宣或網站上的訊息，找出最符合需求的地點。

④ 決定抵達目的地之後要做什麼事

列出想去的地方、想看的東西、想吃的東西，找出最有效率的路線。

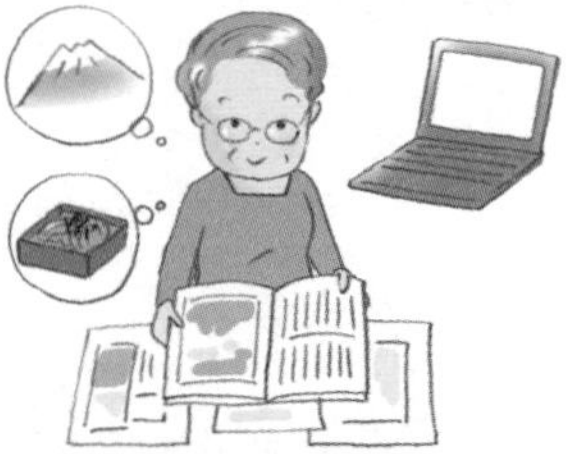

別忘了也要規劃到達當地之後的交通方式。

⑤ 購買車票、訂飯店等程序

購買各種車票、預約住宿飯店等也都自己執行。

⑥ 準備行李

想想出門時需要準備什麼、要準備多少分量，再決定要帶什麼。

⑦ 盡情享受旅程

在旅程中感受各種不同的新體驗。

日常生活

良好的睡眠品質

想要頭腦清晰、讓大腦充分發揮功能，就必須確保良好的睡眠品質。首先就幫自己營造一個適合熟睡的環境吧。

睡眠期間可修復大腦功能

人的大腦會在夜晚睡眠中進行自我修復。睡眠時比清醒時少了很多視覺、嗅覺等刺激，大腦會在這段時間裡整理白天發生過的事情，並修復腦中的迴路或強化必要的記憶。

而睡眠中分泌的「生長激素」也會趁這個時候修復受被活性氧（參考P84）傷害的腦細胞。

如果希望大腦能夠更加良好的運作，熟睡是非常重要的。就寢時應該調暗室內光線，以減少外來的刺激，並盡可能維持安靜。

盛夏、隆冬時應使用冷暖氣機，並更換適合的寢具，使室溫和濕度維持在舒適的狀態。

此外，晚餐後盡量不要飲用咖啡、紅茶、綠茶等含咖啡因的飲料，就寢前兩小時以內也盡量不要看電視或電腦等亮度較高的電子用品螢幕。

引發睡意的賀爾蒙也有預防失智症的效果

人到了晚上就想睡覺，是因為大腦會分泌一種名為「褪黑激素」的賀爾蒙。已經有研究證實褪黑激素不但能引發人的睡意，還具有預防β類澱粉蛋白（可能造成阿茲海默症）沉積、保護細胞不受活性氧侵害等功能。打造一個可充分放鬆身心的睡眠環境，有助於分泌褪黑激素。

幫助熟睡的訣竅

調暗室內光線

使用遮光窗簾可以阻擋光線進入室內。

調節溫度與濕度

使用空調或調整適合的寢具，避免環境過熱或過冷。

保持室內安靜

聲音會妨礙我們進入熟睡狀態，臥室內應盡可能維持安靜。

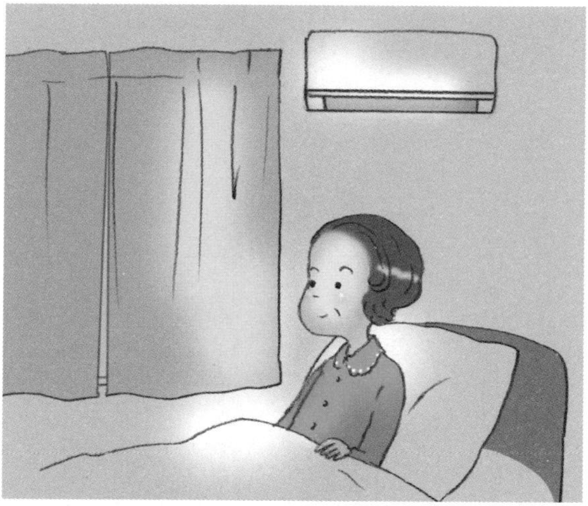

就寢前泡澡

泡完澡後體溫會變得比較高，體溫降溫的過程便會自然產生睡意，就寢前一個小時泡澡可以幫助提高體溫。

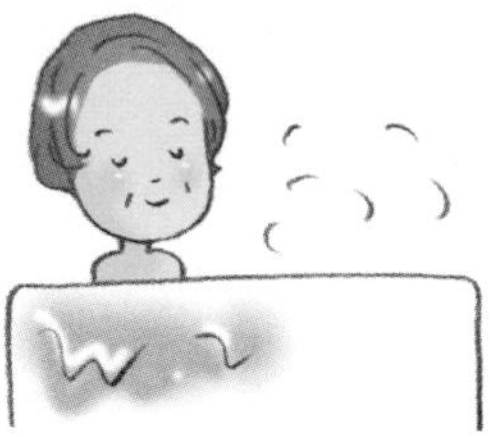

避免光線的刺激

太過明亮的光線會使大腦產生現在是白天的錯覺，就寢前最好不要使用電視、電腦、手機等較亮的螢幕。

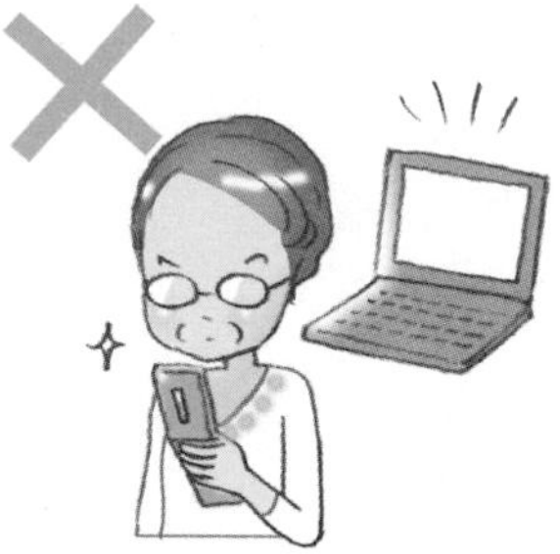

減少咖啡因攝取

咖啡因有提神效果，應避免在較晚的時段飲用咖啡、紅茶、綠茶等飲品。

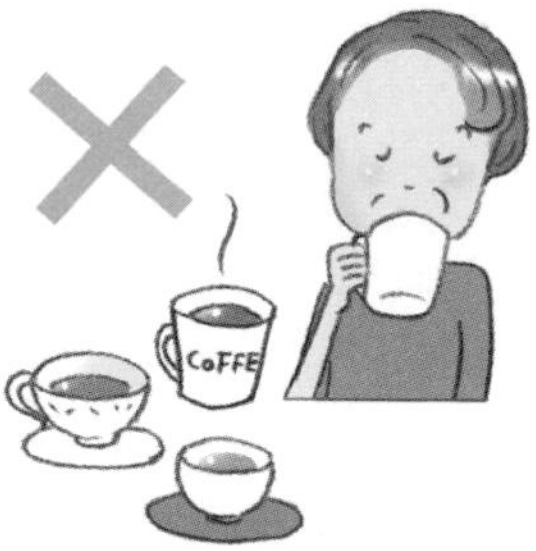

日常生活

對大腦有幫助的睡眠及起床習慣

午餐後如果感覺到睡意，就應該午睡，不要硬撐。但記得不要睡太久，避免睡得過熟。

午睡時間半小時以內最能有效預防失智症

除了在夜晚時盡可能熟睡，午睡習慣對大腦也很有幫助。研究結果指出半小時以內的午睡能有效預防罹患阿茲海默型失智症。

但必須注意的是，午睡時間最好控制在半小時之內。因為午睡時間太久會影響晚上的睡眠品質，反而可能會降低認知功能。人的睡眠是由淺眠進入深眠，再由深眠轉為淺眠，大約九十分鐘為一個循環進行交替。

就寢後睡眠會逐漸加深，如果午睡時間超過半小時，就會進入「熟睡」的深眠狀態，較不容易清醒過來，會讓人在需要大量活動的白天變得昏昏沉沉的，要特別注意。

以清晨日照調整睡眠和清醒的節奏

人體的生理活動規律就是日出而作、日落而息，而這樣的規律必須每天進行切換才能正常運作，因此必須在每天起床後進行日照。起床後接受日照，可以提醒大腦已經天亮了，將身體調整為**活動模式**。

經過一段時間的活動之後，身體又會再自動切換為**休息模式**。因此如果希望晚上獲得好的睡眠品質，就應該在早上起床後讓大腦確實清醒過來。

午睡及早上起床後的重點

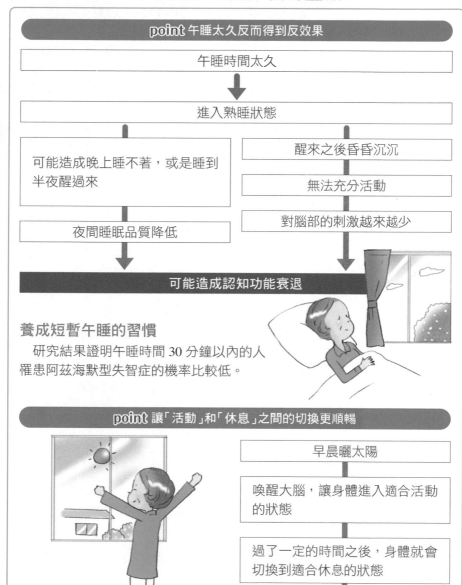

point 午睡太久反而得到反效果

午睡時間太久
↓
進入熟睡狀態
↓

- 可能造成晚上睡不著，或是睡到半夜醒過來
  → 夜間睡眠品質降低
- 醒來之後昏昏沉沉
  → 無法充分活動
  → 對腦部的刺激越來越少

↓
可能造成認知功能衰退

養成短暫午睡的習慣

研究結果證明午睡時間 30 分鐘以內的人罹患阿茲海默型失智症的機率比較低。

point 讓「活動」和「休息」之間的切換更順暢

早晨曬太陽
↓
喚醒大腦，讓身體進入適合活動的狀態
↓
過了一定的時間之後，身體就會切換到適合休息的狀態
↓
到了晚上自然產生睡意，可以進入熟睡狀態

早晨起床後曬太陽

養成早上起床後打開窗簾曬太陽的習慣。

日常生活

整理好身邊的環境

整理家中環境或是更換擺設陳列，需要一定的體力和腦力。不但能健腦，還能讓家中變得更舒適，可說是一舉兩得的失智症預防法。

在思考的同時活動身體

即使每天都將家中環境打掃得很乾淨，還是會在不知不覺中囤積不需要的東西，或是有些東西找不到地方放而散落四處。不妨空出一點時間把家裡仔細整理一遍。

想要收拾好四處散落的物品或是有效率地進行收納，就必須思考很多事情。例如，什麼東西要放在哪裡？需要多少空間？要怎麼收才比較好拿、好用？而當我們搬動、移動物品的時候，也必須活動身體和手指。同時用到大腦和身體，對大腦來說能夠達到很好的活化效果。

途中需要進行各種判斷

開始整理之後，就會面臨各種令人不知如何是好的狀況。平常很少用到的東西，要丟還是要留？家具擺設的位置要不要變動？認知功能衰退之後，判斷力會變得較為遲鈍，很多人就慢慢變得不喜歡丟東西。像這種日常生活中需要靠自己的判斷來決定事情的習慣，也都能有效幫助大腦活動。整理家裡的時候，都會先想像整理完之後會變成什麼樣子，然後再一步一步往目標邁進。

不用急著在短時間內完成，不妨把家裡分成幾個大區塊，今天整理廚房、明天整理客廳，有空的時間就做一點。

整理環境的效果

可以同時動腦又動手

為了整理好家中的環境，動手的同時必須一邊思考很多事情。

必須做很多判斷

必須自己決定很多事情，並且進行判斷和執行。

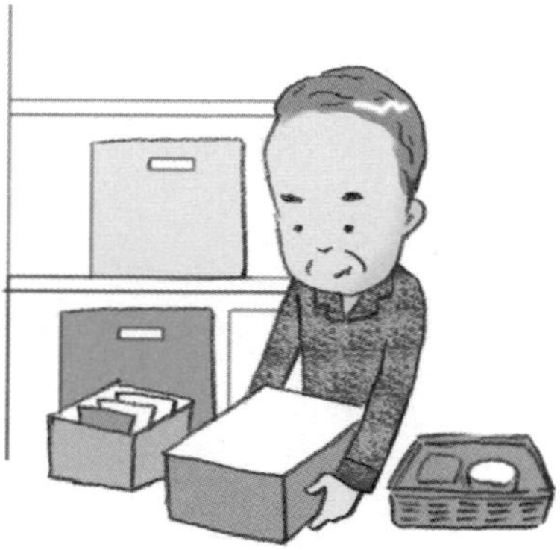

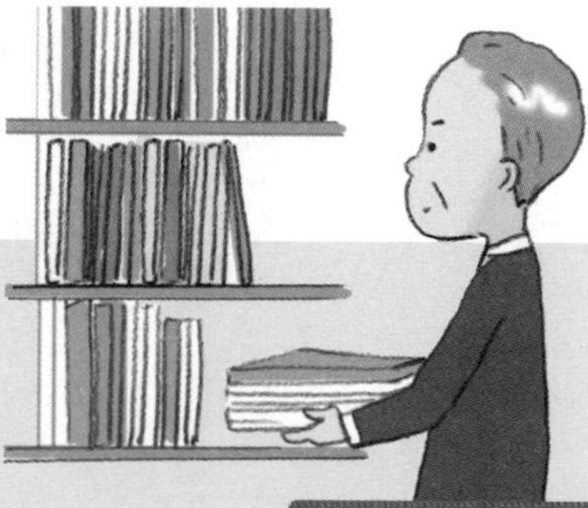

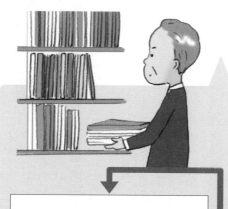

①舊雜誌很佔空間

- 如果要移動到別處，需要多大的空間？
- 其他地方有沒有適合的空間？

↓

②從地板搬到書架

- 書架的承重度夠不夠？
- 要怎麼擺才容易取放？

↓

③搬到書架上

- 先挪動其他書籍的位置，騰出擺放雜誌的空間。
- 把書架上的灰塵擦乾淨。
- 把雜誌搬上書架。

↓

④空間不夠

- 要挪出更多空間？還是減少雜誌的數量？
- 每一本雜誌都必須留下嗎？還是可以丟掉其中一部分？

↓

⑤把雜誌丟掉、減量

- 要留哪些？丟哪些？
- 要怎麼丟？（送人？賣到二手書店？直接丟棄？）

日常生活

維持有效率的行動

做某些事情的時候，可以想想是不是可以順便做其他事情。一邊做一邊想對於活化大腦非常有幫助。

同時做兩件以上的事情

做某些事情的時候一邊思考，像這樣同時處理兩件以上的事情，是活化大腦的好方法。「**一心二用**」對於預防失智症很有效果，而且不需要把「**同時做兩件事情**」想得太過複雜。

例如邊看電視邊折衣服、邊唱歌邊做菜，都是很好的一心二用。要特別注意的是，兩種事情分配的注意力不要相差太多。如果只是開著電視偶爾看一下，或是同時一邊隨便哼個幾句歌，是不太有效果的。如果要看電視的話，應該認真理解節目的內容，唱歌時也要跟上節奏或歌詞，並同時做另外一件事情。

順便處理其他事情

在家中做家事或外出辦事的時候也是一樣，可以想一下「有沒有其他事情可以順便做」。例如在陽台曬衣服時順便澆花、去超市時順便去郵局買郵票等。只要先想好怎麼樣的動線和流程最順暢，就能想出很多可以順便處理的事情。

要如何達到更好的效率呢？首先，先想想有什麼事情是一定要處理的，先在腦中整理好，再思考做這些事情需要多少時間、需要什麼道具、以怎麼樣的順序完成。這些過程都可以給大腦帶來很多刺激。

「可以同時做的事情」和「可以順便處理的事情」

可以順便處理的事情

思考如何有效率地一次做很多件事情。

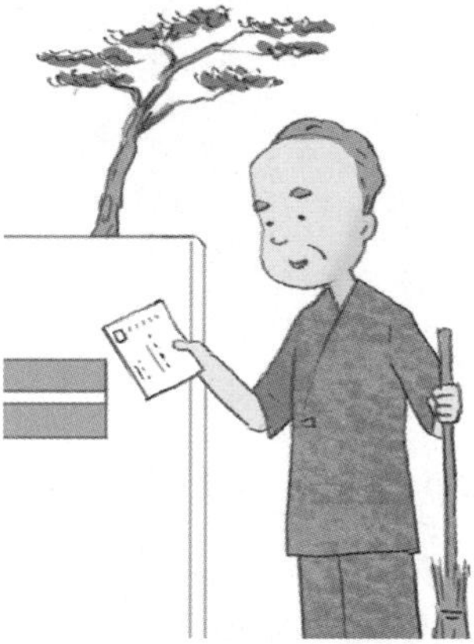

· 打掃院子順便把信拿進來。
· 去超市買菜時順便跑銀行或買些蛋糕回來。

先想好這些地方跟住家的位置關係、在哪裡要買什麼，再決定先後順序和移動的路線。

可以同時做的事情

如果其中一件事情只是隨便做做，效果就會不好。應該同時把兩件事情做好。

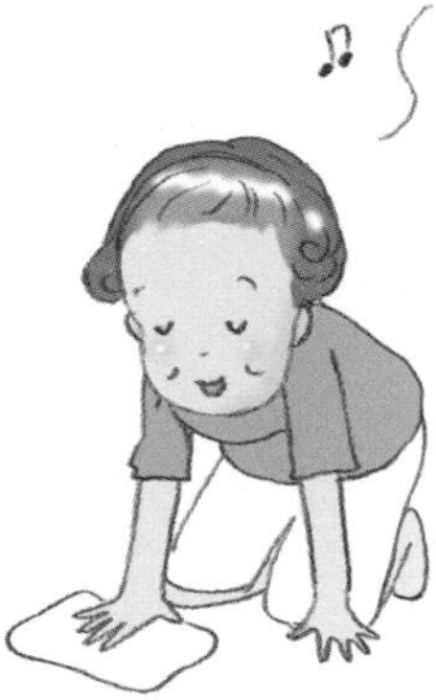

· 一邊聊天一邊做家事。
· 一邊看電視一邊運動。
· 一邊唱歌一邊打掃……等。

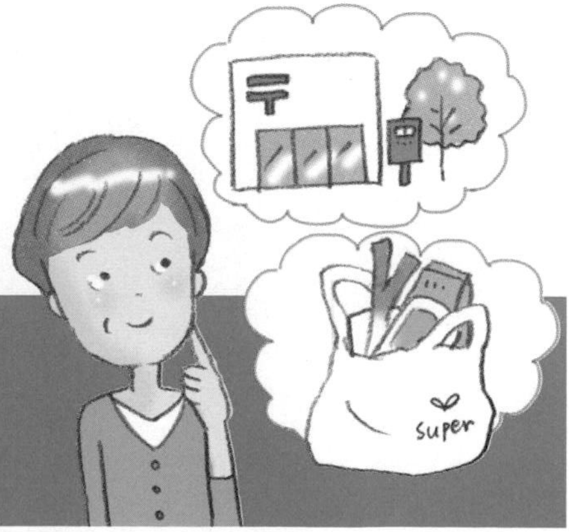

同時處理很多件事情或是在腦中思考很多畫面再加以組合排列，可以刺激到大腦的很多區域。

日常生活

烹飪

對於有多年做菜經驗的人來說，這或許是件很簡單的事情。但其實做菜的時候需要用到大腦裡很多複雜的功能。

烹飪可以活化大腦

所有的家事中，最需要動腦的就是烹飪了。對於長年來一直為家人準備餐點的人來說，或許會覺得很意外，但其實做好一頓菜需要大腦各個不同區域的運作。

做菜的時候首先要擬菜單，這時會思考很多事情並進行判斷，例如自己和家人愛吃什麼菜、冰箱裡有什麼食材、是否和最近的菜單重複等。

做菜的過程會動到手指，為了判斷食材的狀態和是否煮熟，也會運用到視覺、嗅覺、聽覺、味覺、觸覺等各種感官，能充分活化大腦的各個區域。

想好每個步驟，同時進行兩項以上的作業

一般人做菜時通常會同時準備兩～三道菜。為了有效率地同時做好幾道菜，就必須思考每一道菜的步驟和需要多少時間，並且進行妥善安排。

同時也必須有效率地使用廚房裡的有限空間和各種工具，做菜的時候還需要一邊把用過的鍋碗瓢盆洗乾淨，是一項非常需要動腦的家事，也是平常生活中能每天持續的失智症預防方法。如果平常沒有做菜的習慣，不妨也可以偶爾挑戰看看。

做菜時會用到大腦的哪些功能

擬定菜單

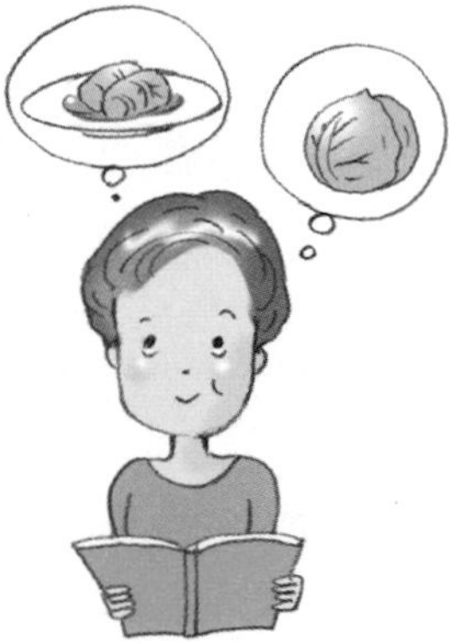

- 回想家裡有什麼材料。
- 回想最近吃過哪些菜。
- 思考自己和家人的喜好。
- 想像做出來的菜是什麼樣子。
- 看食譜收集各種訊息。

↓

外出買菜

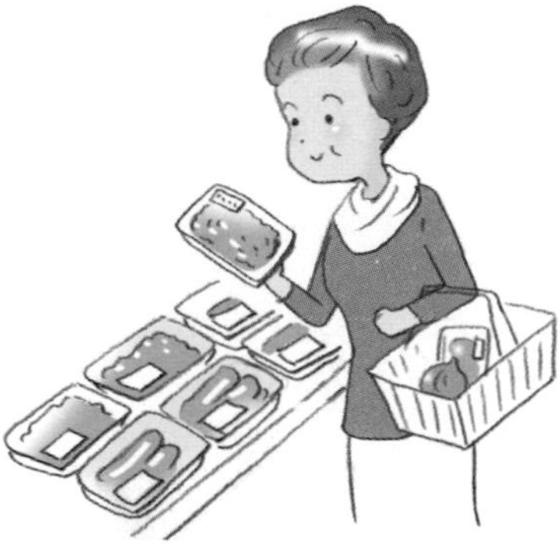

- 外出時需要活動身體。
- 思考需要買什麼東西？要買多少？
- 思考購買食材的順序，例如生鮮魚肉最後再拿……等。

↓

做菜

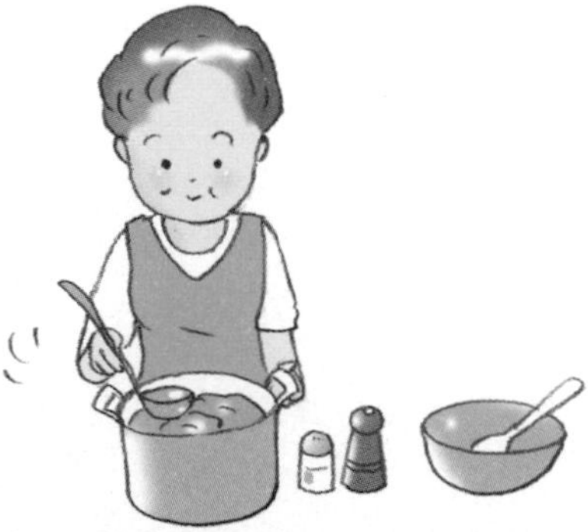

- 思考步驟和所需時間、每一道菜的類型，然後找出最順手的流程。
- 做菜時需要活動身體，也有很多手指的細微動作。
- 為了掌握食材和料理的狀態，會同時動用多種感覺（視覺、嗅覺、聽覺、觸覺、味覺）。

point

不妨多嘗試以前沒做過的料理、使用平常少用的食材或調味料。這些都是很好的刺激。

照顧者壓力自我測驗

本量表可測驗長期照顧者的壓力指數，請您在看了下列 14 項敘述後，就您實際上照顧的情況，圈選後面的分數。（例如：若您很少感到疲倦，就圈 1 分的位置。）

		從來沒有	很少如此	有時如此	常常如此
1	您覺得身體不舒服（不爽快）時還是要照顧他	0	1	2	3
2	感到疲倦	0	1	2	3
3	體力上負擔重	0	1	2	3
4	我會受到他的情緒影響	0	1	2	3
5	睡眠被干擾（因為病人在夜裡無法安睡）	0	1	2	3
6	因為照顧他讓您的健康變壞了	0	1	2	3
7	感到心力交瘁	0	1	2	3
8	照顧他讓您精神上覺得痛苦	0	1	2	3
9	當您和他在一起時，會感到生氣	0	1	2	3
10	因為照顧家人影響到您原先的旅行計畫	0	1	2	3
11	與親朋好友交往受影響	0	1	2	3
12	您必須時時刻刻都要注意他	0	1	2	3
13	照顧他的花費大，造成負擔	0	1	2	3
14	不能外出工作家庭收入受影響	0	1	2	3

總計分數：________

1. 總分 13 分以下：您調適得很好，但是照顧的路漫長，請繼續保持下去，加油！
2. 總分 14 ～ 25：您已經開始出現一些壓力的徵兆，建議利用社會資源來減輕照顧壓力，主動打電話詢問有哪些服務可以解決您的困難。
3. 總分 26 分以上：您目前承受著相當沉重的負擔，強烈建議您立即尋求家人、親友或社會資源的協助，以確保您及被照顧者都能有良好的生活品質。

※ 資料來源：中華民國家庭照顧者關懷總會

第三章

照護失智症的方法

（BPSD的處理方式）

思考什麼樣的照護方式比較輕鬆

照護者若能維持穩定的情緒，患者也比較能放鬆心情。因此照護者不要太勉強自己，對患者也有幫助。

不知道如何處理時，不妨靜下心來順其自然

以對待其他家人的方式面對失智者其實是很困難的。再加上家屬和患者之間過去的生活經驗各不相同，每個人進行照護時的生活環境、人際關係、失智者本身的性格和症狀也因人而異。因此並沒有一套照護方法適用於所有人。

當照護者不知該面對患者時，不妨換個角度，好好想想如何才能讓照顧病人的人（自己）輕鬆一點。但是**讓自己比較輕鬆**，並不是沒有好好照顧。這麼說是希望照護者不要把自己逼得太緊，不要每天只想著「應該好聲好氣照顧患者」，而應該讓自己靜一靜，多給自己一些「順其自然」的時間。因為照護者的焦急和心慌，患者其實都感受得到。根據我們觀察到的許多案例，照護者如果能放寬心，患者也會比較穩定。

不要把自己困在「一定要好聲好氣」的想法中

許多媒體上都可以看到照護相關的訊息。當然照護者多多學習是一件好事，但書上所寫的或聽來的方法並不一定完全適合自己。遇到事情不如預期時，千萬不要難過、自責，只要在自己能力範圍內努力多加嘗試，並一邊找出「對自己而言最好的照護方式」、「最好的相處模式」即可。

照護者可以這樣減輕心理負擔

養成「順其自然」的習慣

照顧失智者時，通常需要適時提供協助，否則雙方都會感到混亂而陷入惡性循環之中。發生狀況的時候，不要急著插手，應該再多給彼此一些時間仔細觀察一下。

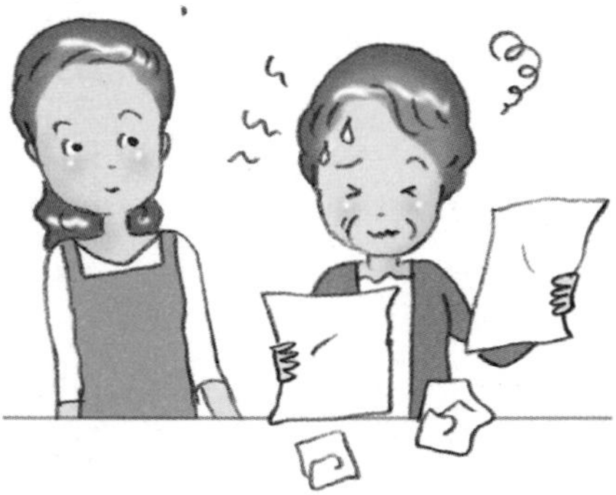

不要一直想著我得用「最好的方法」照顧他

所謂的「好的方法」並沒有標準。應該告訴自己「我已經盡力了」，不要因此自責或陷入情緒低潮。

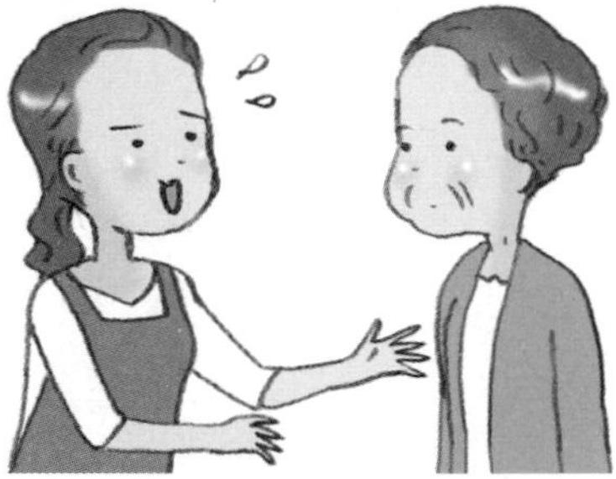

多方嘗試找出最適合自己的方法

與其一味模仿大家認為的好方法，不如多多嘗試自己能力範圍內做得到的。多嘗試幾次應該就能找出適合自己的方法。

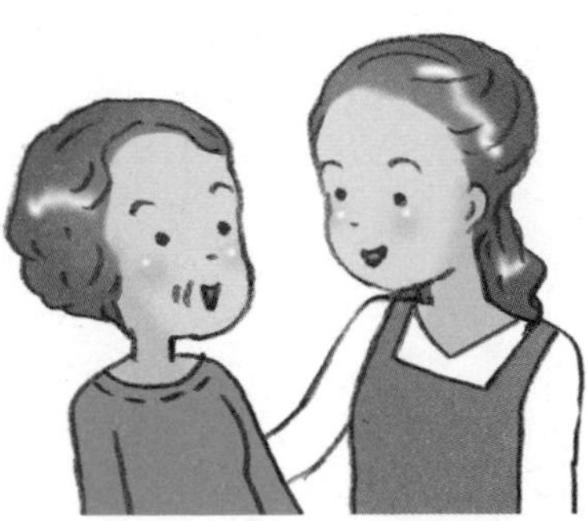

不要把別人的方式硬套在自己身上

書上或從他人口中聽來的知識都只是「參考用」，不一定適用於自己。就算進行得不順利，也不用太難過。

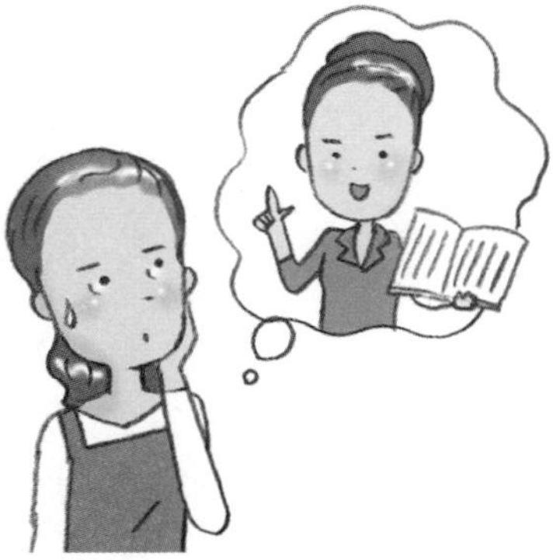

和失智者說話時的訣竅

和失智症患者說話時，最重要的就是讓對方清楚感受到「我正在跟你說話」。

面對面說話

有時家屬和失智者說話，但失智者完全沒有反應，不然就是表現出不高興的樣子。原因通常不在說話的內容，而在於說話的方式。面對患者時，**如何與其對話**是一項需要特別用心的事情。

和失智者說話時，記得走到他的面前並看著他的眼睛，如果隔了一段距離或是從背後突然叫住他，失智者可能不知道我們是在跟他說話或是會嚇一跳。不方便走到面前時，可以輕拍他的肩膀喚起注意。

雙方的眼睛維持同一個高度也非常重要。因為由上而下低著頭對人說話時，會讓對方有壓迫感、令人感覺不舒服。如果失智者坐在椅子上，記得彎下腰來和對方保持同一視線。

以沉穩的音調慢慢說

說話時也要特別注意語調。基本上應該維持沉穩的音調，並放慢速度。許多高齡者的聽力已經退化，頻率較高的聲音反而聽不清楚，低沉的聲音聽得比較清楚。

說話過於大聲的話，會嚇到患者，也可能使其感覺不悅。不妨在說話時仔細觀察並調整音量和音頻高低。

對患者說話時的注意事項

面對面看著對方的雙眼

這樣可以讓患者清楚感受到「這個人正在對我說話」。

從遠處喊患者

即使身邊沒有其他人，患者聽到呼喊聲時也不會覺得在叫自己。

突然從後方叫住患者

獨處時突如其來的聲音會使患者受到驚嚇，或使情緒變得不穩。

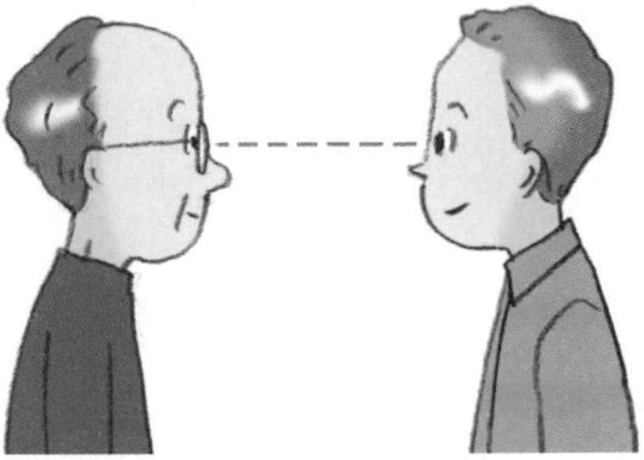

壓低聲音慢慢說

走到患者面前，放低聲音慢慢說。據說對高齡者來說，沉穩的聲音比尖銳的聲音更容易聽得清楚。

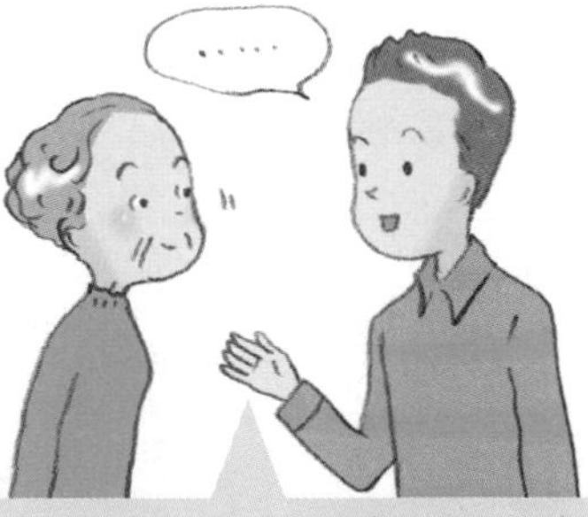

不要太大聲

許多人都以為對高齡者說話時一定要很大聲才行。但太大聲有時候會嚇到患者。

雙方的視線抱持同一高度

若患者採坐姿或躺姿，照護者應該也要坐下，如果患者的個子較小，則可以稍微彎下腰來。

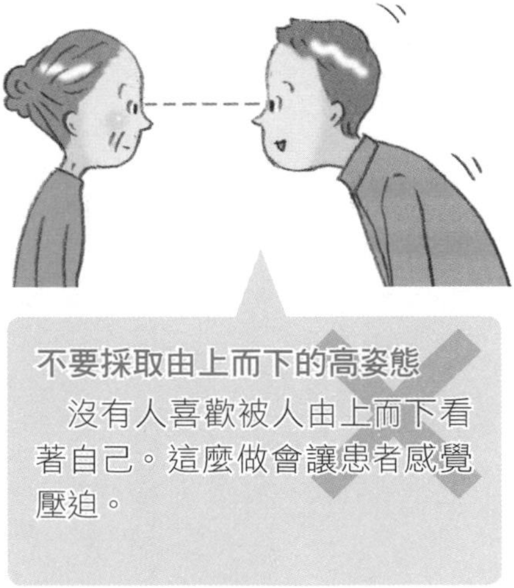

不要採取由上而下的高姿態

沒有人喜歡被人由上而下看著自己。這麼做會讓患者感覺壓迫。

如何與失智者相處

說話盡量簡短、言簡意賅

面對失智者時，「如何確實傳達自己的意思」也非常重要。可以多使用簡單易懂的說法，不要先入為主覺得患者一定聽不懂。

說明內容太長的話患者較難吸收

認知功能退化之後，就比較無法理解複雜的說明內容。

有時候照護者覺得自己明明已經說得很清楚了，但患者卻都沒聽進去。這時候就要思考一下是不是患者無法確實理解我們想傳達的意思。

若希望讓失智者確實理解我們所說的話，就要盡量簡短、只說重點，而且**每次只講一件事情**。

例如，如果希望失智者洗手準備吃飯，就要先請他去洗手，洗完手之後再請他過來吃飯。

盡量避免同時交代好幾件事情，或是試著說明這麼做的原因。免得使患者陷入混亂，反而沒辦法了解你的重點。

不要堅持誰對誰錯

很多家屬在照顧失智者時，經常無法理解失智者所說的話或所作的行為。

聽到患者說出不合理的話，或做出不合常理的舉動時，不要急著否定。因為這麼做很容易起爭執或使雙方變得情緒化、讓患者的情緒受到影響，使精神行為症狀惡化。這時不需要爭論誰對誰錯，首先要做的應該是穩定患者的情緒。

如何清楚傳達

每次只說一件事情

不要使用「先……，接著再……」的說話方式，這樣可能使患者感到混亂。每次都只說一件事情。

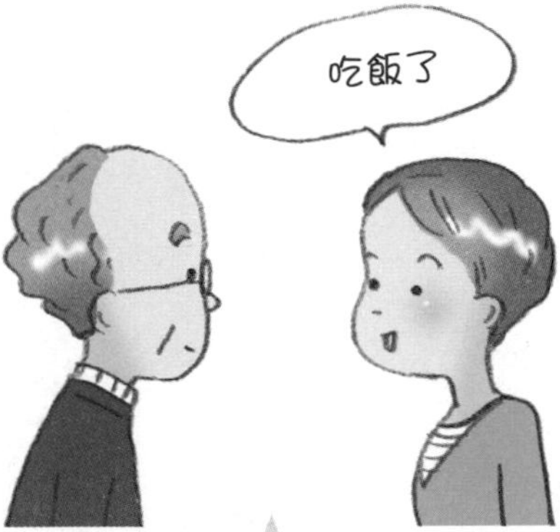

✕ 外面很冷，我們穿外套出去散步。

○ 來穿外套。
↓
一起出去散步吧。

point

像是「外面很冷，把外套穿上」這樣的句子可以拆成兩句：「外面很冷喔」、「把外套穿上吧」。

只講重點、用詞盡量簡短

如果溝通已經出現困難，再加上「因為……，所以……」這樣的說話方式，只會使患者更難理解。記得只要講重點，而且盡量簡短。

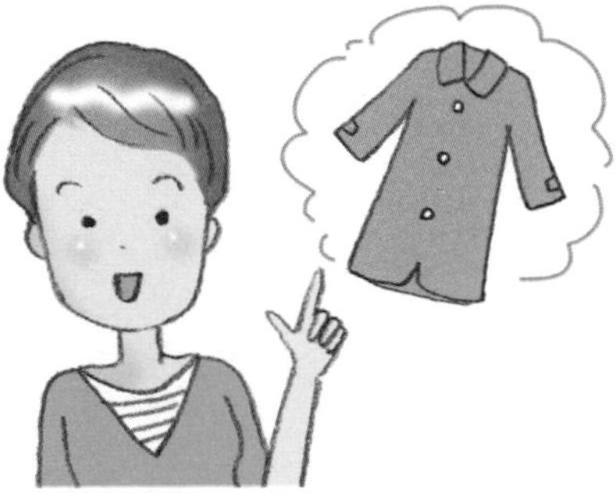

不需堅持對錯

失智者出現不合理的言行舉止時，不要一味糾正。如果沒什麼大礙的話，就不需要當作一回事，盡量淡化處理。避免發生爭執、使患者的情緒產生過度波動。

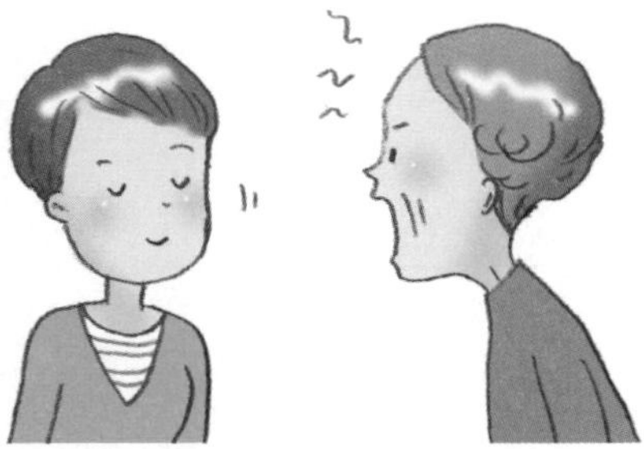

如何與失智者相處

不要想著要治好健忘

病程發展到失智症之後，可能就無法再藉由多用腦來改善認知功能了。照護者應該試著找出最適合患者的照顧方式。

伴隨失智症而來的健忘無法靠努力獲得改善

失智症初期的症狀之一就是「健忘」，這是因為大腦中掌管記憶的部分無法正常運作所引起。如果只是輕度知能障礙，還可以藉由積極刺激大腦等生活習慣來預防或阻止病症惡化。

但一旦進展到失智症、出現健忘等認知功能衰退的狀況之後，就很難藉由患者的努力獲得改善了。因此家屬必須先有一個觀念：「**失智症的健忘是無法治癒的**」。

指出或斥責失智者健忘會帶來反效果

失智症帶來的健忘和隨著年齡增長而出現的生理性健忘不同。許多家屬發現患者開始健忘後，都會希望延緩健忘的病程，因此會不斷提醒，希望患者能努力回想。

但是一直給予提示、希望患者想起來，或是質問患者為什麼會忘記，都無法改善症狀。這樣一直逼問反而會造成患者的壓力，甚至可能使他與家人之間的關係惡化。

患者本人其實對於自己的認知功能退化也感到震驚，當然也會感到不安。所以當患者做不到某些事情時，應該設身處地為他們著想，並設法讓他們感到安心。

怎麼處理患者的「健忘」？

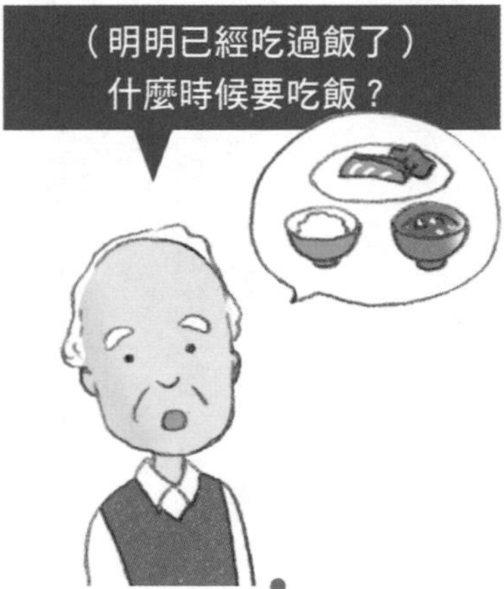

以下幾點家屬必須了解

①失智症的健忘是無法治癒的。
②即使家屬試著幫忙患者回想，也無法改善症狀。
③要求患者本人承認自己健忘，也無法改善症狀。
④對於認知功能衰退最感到不安的其實是患者本人。

○「差不多要準備吃飯了，可以等一下嗎？」

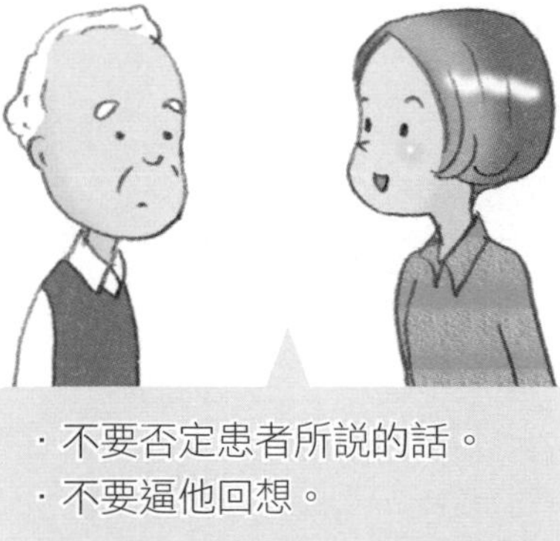

・不要否定患者所說的話。
・不要逼他回想。

↓

失智症患者感覺安心就能穩定精神狀況，較不容易出現精神行為症狀。

×「剛剛不是才吃過嗎？自己吃過了還會忘記？」

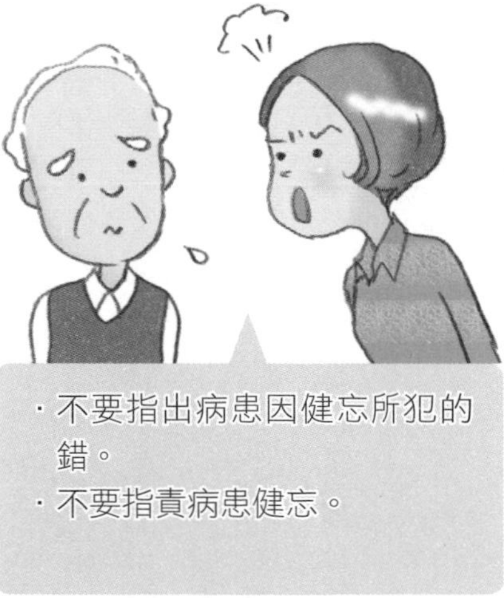

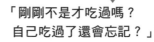

・不要指出病患因健忘所犯的錯。
・不要指責病患健忘。

↓

患者感到不安就會情緒不穩定，而使精神行為症狀惡化、和家人之間關係不佳。

多考量患者的情緒

認知功能退化之後，會慢慢地失去與人的互動的能力，但即使病程不斷惡化，也還是有情緒反應。

認知功能退化但感性依舊

隨著失智症的惡化，患者與人互動的能力也會越來越差，例如：話說不清楚、聽不懂別人說的話，在這樣的狀況之下，很多人會以為「失智者什麼都不知道」。但其實就算認知功能變差了，患者對事情的感受功能還是沒有變。雖然他們沒有辦法清楚表達自己的想法，但當然還是有喜怒哀樂，也還有身為長者的自尊心。

需注意怎麼樣的話語和態度會傷害患者

尤其是由家屬擔任照護者角色時，經常因為彼此太過了解，而經常忽略對方的感受。發現失智者表現出不耐、突然心情不好的時候，就應該回想一下自己剛才所說的話、所做的事是不是不恰當。

特別需要注意的是，有時候照顧者即使沒有惡意也會傷害到對方。

認知功能退化之後，失智者比較難藉由對方細微的臉部表情和前後狀況來判斷事物，因此會全盤接受對方所說的話和所做的事。即使是失智者生病之前並不會特別在意的言語或行為，也應該盡量小心。也不應該表現出「反正你又不懂」這種令對方不舒服的態度，照顧時也應該多配合失智者的節奏與步調。

應避免的說法和行為

即使失智者不了解他人所說的話，也可以從說話時的氣氛感受到不愉快，因此需要特別注意。

高姿態的表現方式
「你痴呆了。」
「反正你又不懂。」

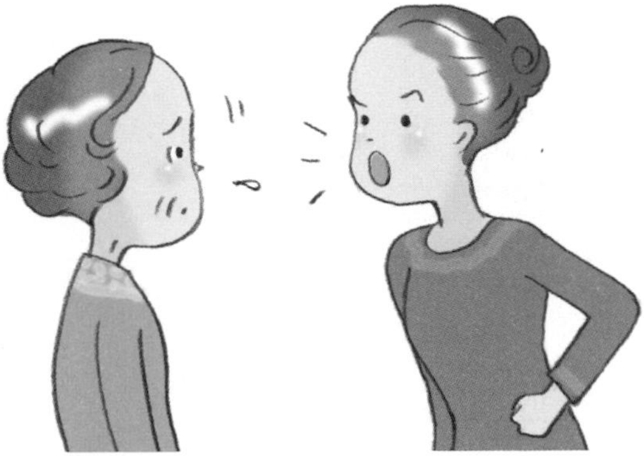

把失智者當成小孩子
「這個燙燙，
要吹吹才能吃喔！」

讓人覺得受施捨的話
「我來幫你～」

說話粗魯
「不是叫你等一下了嗎！」

斥責的語氣
「為什麼你就是不懂呢！」

傷害對方自尊的話
「你的尿布都髒了，現在幫你換掉。」
「又打翻了對不對？」

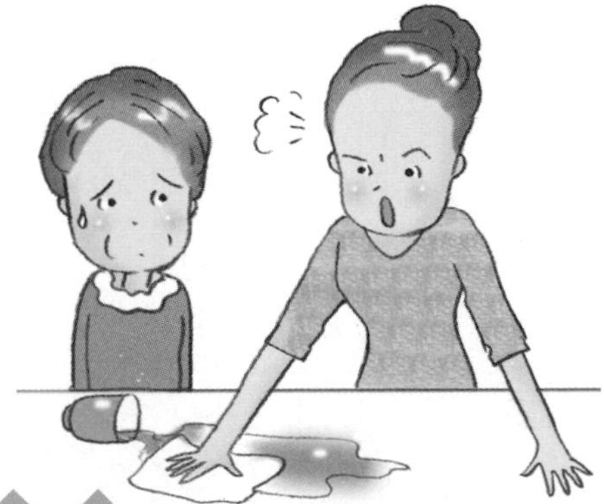

照顧時只顧慮自己的節奏
照護時應該尊重對方的步調。如果只顧著自己的節奏，就會給人「做事很粗魯、不仔細」的感覺。

忽略失智者自尊的態度
幫失智者洗澡或幫忙上廁所時、換尿布時，應該隨時讓對方有被尊重的感覺。

令人不舒服的態度
不需要一直刻意裝出笑臉，但壓力過大時也不可以把氣發洩在失智者身上。

如何與失智者相處

失智者做得到的事情就不出手幫忙

若想維持失智者的認知功能，「持續用腦」是很重要的。「什麼都幫對方做好」是不好的處理方式。

將重點放在「做得到的事」而不是「做不到的事」

照顧失智者時，通常都會注意到失智者「做不到的事情」。尤其是失智前就同住或經常相處的家屬，看到失智者連一些簡單的事情都不會做了，就會覺得他「不靠別人幫忙的話就什麼都不會了」。

但是失智者並不會在很短時間內突然失去所有行為能力。照顧者應該靜下來仔細觀察，相信一定可以找到很多失智者「做得到的事」。

失智者「想要自己來」的動機非常重要

照顧失智者的基本原則在於「自己做得到的事情讓他自己做」。如果失智者沒辦法選擇合宜的服裝，但還可以自己穿脫衣物，那麼就只需要幫他挑選好款式。就算要花比較多時間或是穿不好，也要讓他自己來。照顧者只需在一旁看著，真的需要時再出手幫忙就可以了。

為了預防大腦及身體的功能變差，應該盡可能延長失智者「自己來」的動機。如果失智者自己做得到，但照顧者卻一直插手干涉，反而會使失智者感覺混亂，產生「我自己做的話會挨罵」的想法，慢慢地就會陷入越來越不會做、大腦和身體的功能越來越差的惡性循環。

找出失智者「可以自己做的事情」

盡量讓失智者自己做

照顧者盡量不要插手，不要有「這樣會花太多時間」、「因為他做不好」這樣的想法。

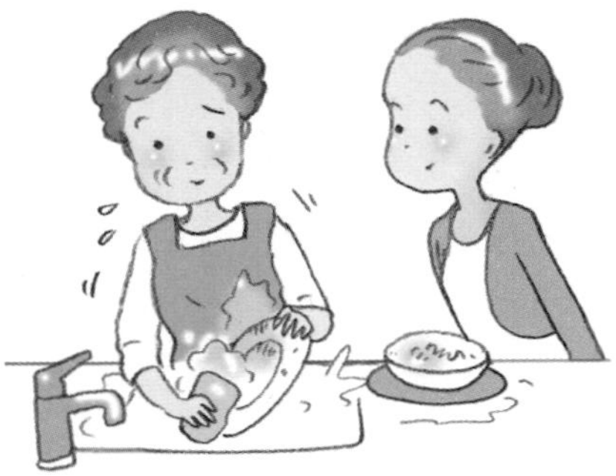

冷靜在一旁觀察失智者的狀況

照顧者不應該有「他什麼都不會」的想法，應仔細觀察失智整個生活作息，找出失智者可以獨力完成的事情。

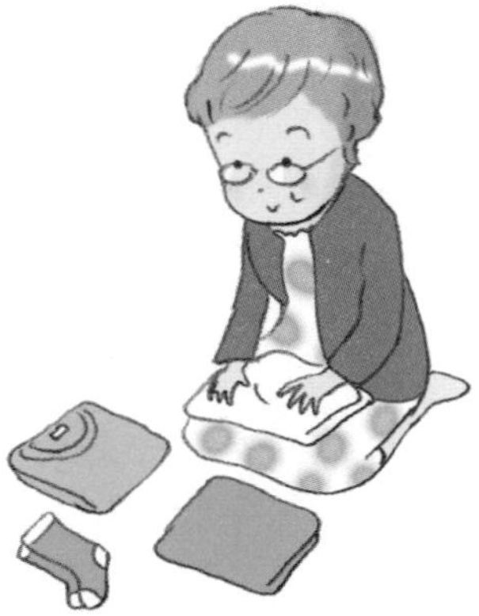

不要出手或出口

只在失智者實在無法處理時才提供最低限度的協助。過度干涉反而會使失智者感覺混亂。

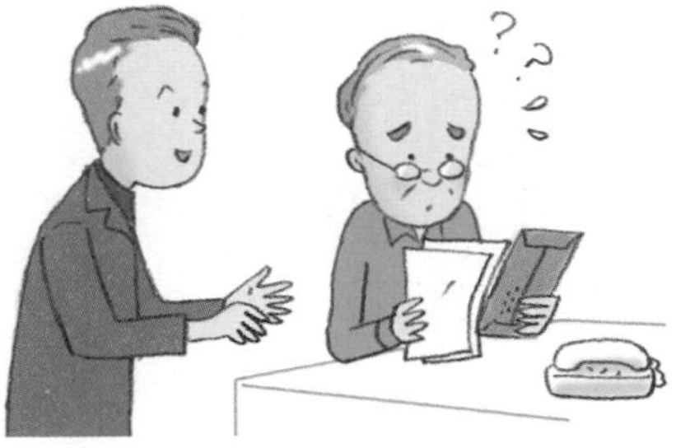

在一旁看著以免發生危險

讓失智者自己來的時候，應該有照護者或家屬在一旁看著，以免受傷等危險。

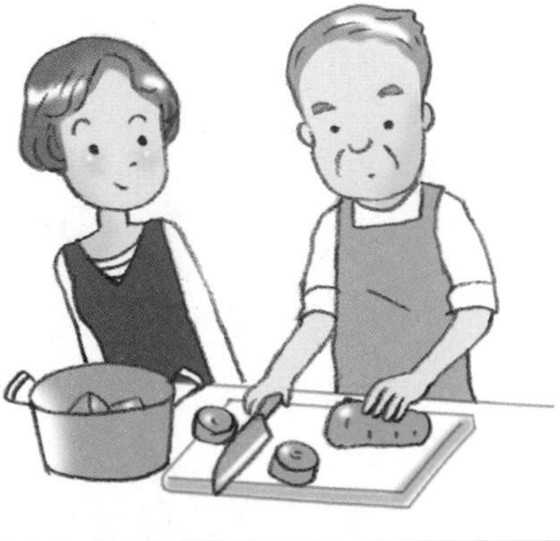

如何與失智者相處

不要一味禁止

我們很難要求失智者和其他家族成員一樣遵守家中的規矩。照護者不妨換個想法，找出「讓彼此都能比較輕鬆的方法」。

想想看「為什麼我禁止他這麼做」

和失智者一起生活時，很多照護者經常會把「不可以」、「不能這樣」掛在嘴邊。但對失智者來說，就算家人要求他不准做什麼事情，他也記不住，所以會經常重複相同的事情。因此照護者必須隨時隨地盯著失智者、一直重複同樣的話，這些都會讓照護者承受極大的壓力。

當照護者產生「不能這麼做」的想法時，不妨冷靜地想想「為什麼不可以」。通常都是因為這樣很危險、這樣會弄髒、這樣會讓家人覺得不舒服等原因。但除非有可能發生危險，否則最好不要阻止失智者的行為。因為出言禁止也無法達到我們希望他不要繼續這麼做的結果，所以應該試著改變身邊的環境，讓失智者無法進行這些行為。

「假裝沒看見」可以讓照護時更輕鬆

如果沒有立即的危險，有些失智者的行為其實不需要禁止。例如，失智者一直從櫃子裡拿棉被出來，確實會讓人覺得收拾殘局很麻煩。但如果我們已經把棉被收起來了，失智者又馬上拿出來，其實我們也可以選擇就不要收了。與其整天收被子，不如就整天把被子放在外面，早上起床之後再收就好了，這樣彼此都會比較輕鬆。像這些不會造成危險的行為，有時不妨就睜一隻眼、閉一隻眼。

如何制止失智者的不當行為

不會造成危險的行為

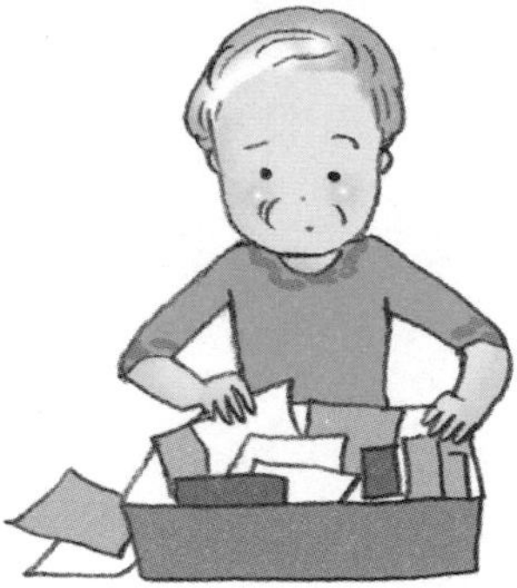

雖然家人會覺得麻煩、不高興，但有些行為即使不阻止也無所謂。

↓

不斷要求失智者停止這些行為，也無法使他停下來。

會造成危險的行為

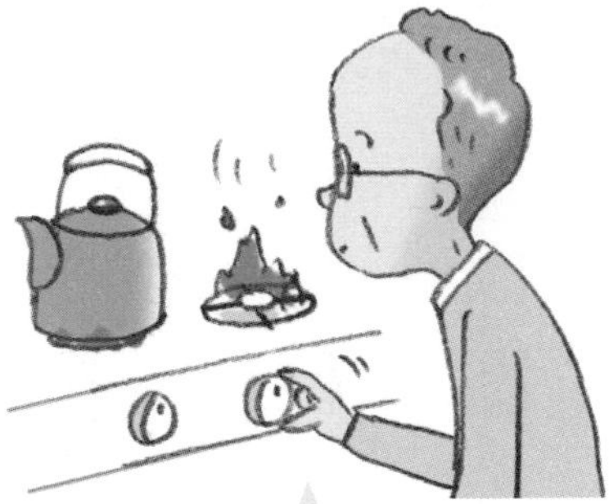

- 開瓦斯
- 玩菜刀等尖銳物品。
- （腰腿無力的失智者）想走樓梯……等

↓

有必要強制要求停止

↓

打造預防危險發生的環境

- 瓦斯不用時，隨時關上總開關。
- 廚房或樓梯設置簡易柵欄，讓失智者無法輕易進入。
- 刀具放進抽屜並上鎖……等。

出聲制止「不行」、「不可以」

即使出聲制止，失智者也無法理解，或是經常忘記而不斷重複相同行為。

point

對失智者來說，「叫他做什麼事情」是沒有意義的。與其要求失智者照自己的方式去做，不如負責照顧的家屬退一步，照顧起來會比較輕鬆。

有些事情「只有家屬才做得到」

居家照顧失智者時，不能拿自己和專業照護人員做比較。家屬並不是照護的專業人員，不妨找出只有家屬能為失智者做的事。

家人無法成為「照護的專業人員」

照護通常給人「應該隨時面帶笑容、和顏悅色對待病人」的既有印象。但實際上只有具備專業知識和技能的專業人員才能做到這樣。對於負起照護責任的家屬來說，是「根本不可能的事」。照護的過程中，會產生焦躁或憤怒的情緒是理所當然的。如果想和失智者維持良好的互動，妥善利用照護服務或是將比較棘手的部分交給專業人員處理，會是比較好的處理方式。請專業人員協助並不表示家屬偷懶，這麼做反而可以將心力集中於「只有家人做得到的照護」。

致力於只有家屬做得到的照護方式

照護不只是照顧失智者的生活起居、處理失智者的生理需求。如果照護的家人和失智長者已經同住很多年，彼此之間自然有一套「家人間才懂的溝通方式」，能提供失智者「只有在家中才能有的生活方式」，也才能滿足「只有家屬才了解的嗜好習慣」，這些都是照護工作中非常重要的一環，也是建立在良好的信賴關係之下才能夠成立，是專業護理人員所無法替代的。家屬不需要把所有事情都攬在自己身上，應該想辦法讓自己多放輕鬆，也不要忘記多疼惜失智長者。

什麼是「只有家屬才做得到的照護方式」？

家屬才做得到的照護

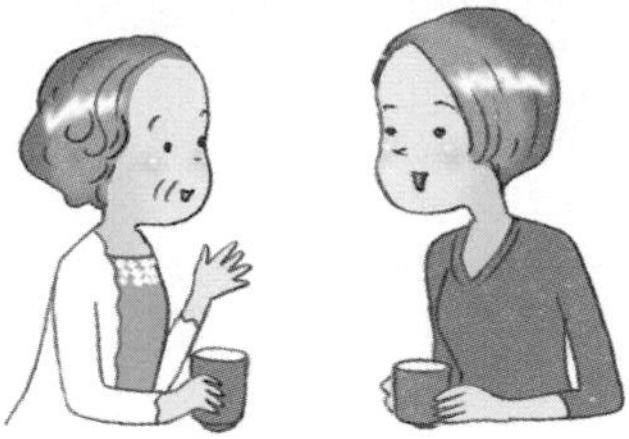

和家人愉快地聊天

有些聊天內容必須建立在彼此有許多共同回憶、對彼此非常了解的狀況下才能進行。

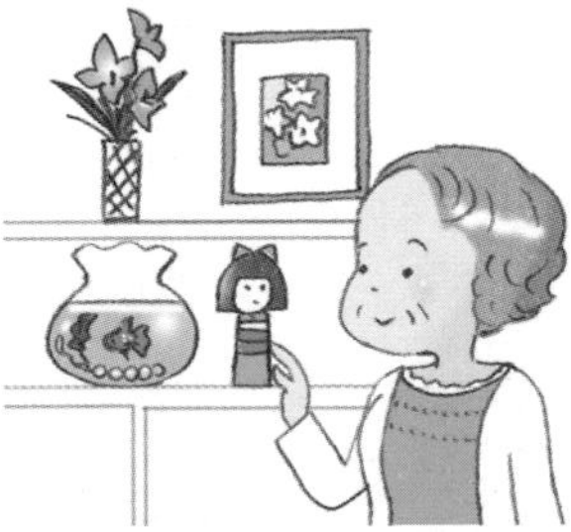

只有在家中才能有的生活方式

失智者可以在自己家中享受放鬆、自由的居家生活，身邊也可以擺設自己喜歡的東西、需要的東西。

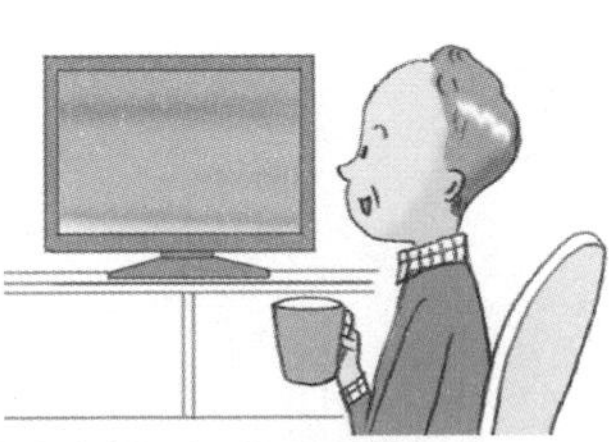

尊重失智者本人的嗜好

像是「喜歡喝濃一點的咖啡」、「看電視時一定要坐在這個位置」這種習慣嗜好，只有家人了解。

可以交給專業人士處理的「照護工作」

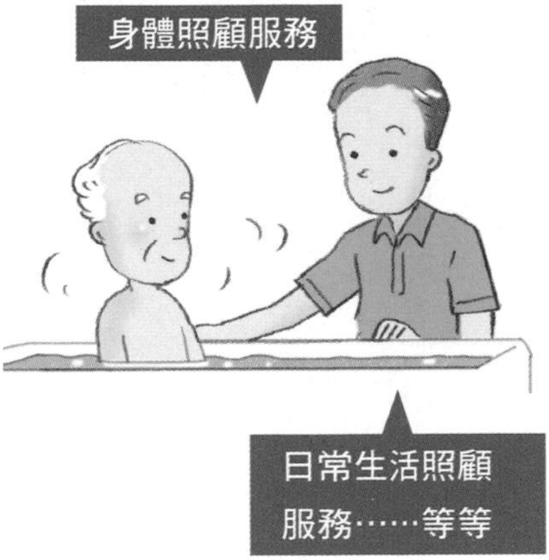

減輕「照護工作」的負擔。

↓

投入更多心力於「只有家屬做得到的照護」。

↓

有助於穩定失智者的精神狀態、減輕精神行為症狀。

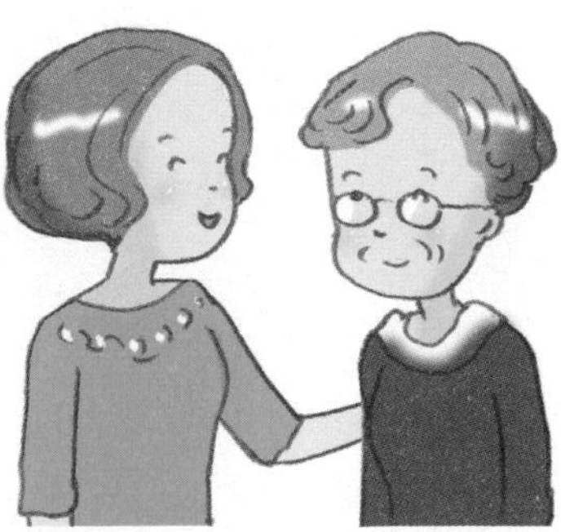

什麼是BPSD？

BPSD是什麼？

對照顧者來說，BPSD是一種很難懂的症狀。大家不妨多了解一些BPSD的基本特徵。

BPSD對目前的人際關係也會有影響

BPSD（失智症的精神行為症狀）和周邊症狀一樣，都是伴隨核心症狀而產生的精神與行為方面的症狀。

第一章裡也曾經介紹過BPSD顯現出來的症狀非常多樣，症狀的表現方式和程度則因人而異，也不是每個失智者都會出現這些症狀。

而且失智者本人的個性、氣質、過去的經驗、目前的生活環境和人際關係對BPSD症狀也有很大的影響。

依BPSD型態不同進行分類

以照護的立場來看，可以依照BPSD表現出來的型態將失智症分為以下幾種。

①糾葛型

情緒不穩定，會出現語言暴力、肢體暴力、被害妄想、異食、玩弄排泄物等症狀。

失智者會因為自己認知的形象和實際上不同，而產生情緒糾葛，容易因為旁人無心的一句話而生氣、不安或以施加暴力。

②回歸型

無法接受現在的自己、想要回到過去的自己，所以會有把自己的孩子錯認為父母（人物錯認），或是每到黃昏就想回家等行為。

③遊離型

因為逃避現實，所以出現自閉、幻覺、喃喃自語等症狀。

依BPSD型態不同進行分類

①糾葛型 → 因為自己認知的形象和實際上不同，而產生情緒糾葛，情緒不穩定。

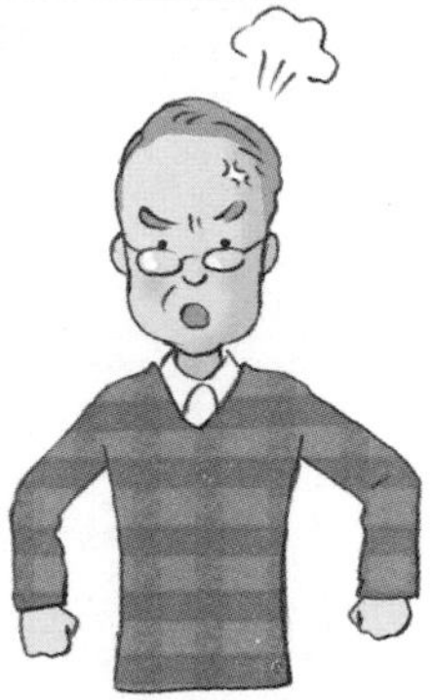

容易出現的症狀
- 情緒不穩定
- 被害妄想
- 囤積物品
- 異食
- 玩弄排泄物……等

容易發生的對象
- 社會地位較高的人
- 高學歷、社會歷練較多的女性

②回歸型 → 無法接受現在的自己、想要回到過去。

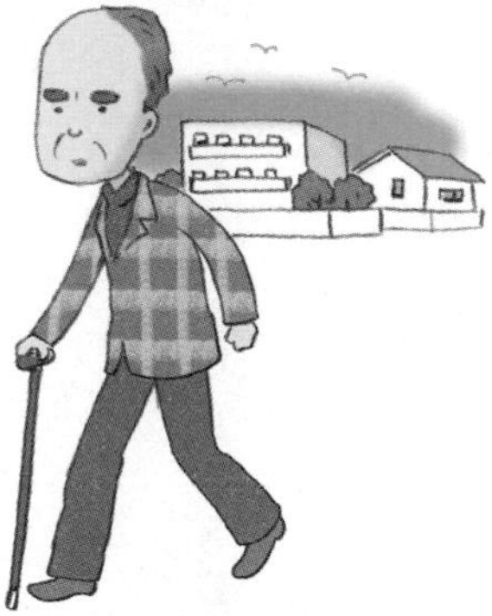

容易出現的症狀
- 人物錯認
- 每到黃昏就吵著要回家，或出現遊走……等

容易發生的對象
- 過去在工作或生活中處於決策地位的人
- 責任感較強的人

③遊離型 → 想要逃避年邁和疾病的現實，封閉在自己的世界裡。

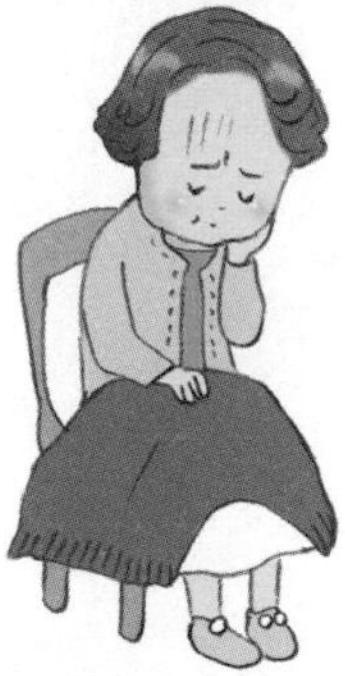

容易出現的症狀
- 自閉
- 幻覺
- 自言自語
- 不說話……等

容易發生的對象
- 性格沉穩而質樸的人
- 較常接受他人指令並依他人指示行事的人

什麼是BPSD？

怎麼樣的照護方式比較不會引發BPSD？

了解各種可能引發BPSD的原因，思考如何避免BPSD發生。

面對BPSD症狀，基本作法是提供合適的照護

BPSD的處理方式可以分為**①藥物治療、②復健、③合適的照護**等三種作法。

像是抑鬱、妄想、興奮等症狀，可以藉由藥物治療獲得改善。但如果想維持尚存的功能、穩定情緒等，復健的效果就會比較好。但避免BPSD症狀發生最根本的方式還是在於妥善良好的照護。

需特別注意照顧者的言行舉止和環境的改變

失智者對於照顧者和旁人所說的話都非常敏感。很多話都會在無意間讓失智者受傷，或是生病前本來不在意的話語都會使失智者的精神陷入不穩定狀態。

除了核心症狀之外，失智者還會因為身邊的人所說的話而產生不安、憤怒、難過的反應，這些都稱為BPSD。

此外，生活環境的改變也是發症的原因之一。有些失智者為了配合照顧者而必須搬離原本的住處，搬家後完全沒有朋友，被迫居住在自己不熟悉的環境之中，很多人會因此一口氣出現許多BPSD症狀。

有些人發病後可以繼續留在原本的住處接受居家照護，但如果必須變更家中環境，最好也不要大幅改變臥房到廁所的動線，或是不經過失智者同意就改變房間裡的擺設，應該盡可能讓失智者維持過去的生活習慣。

如何提供妥善的照護

身邊的人如何與其相處

說話時注意用詞

一句無心的話都可能傷害失智者。

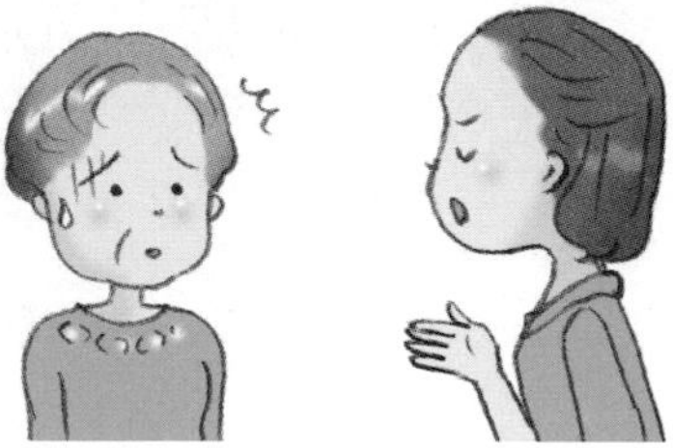

不責罵

就算失智者不記得被罵過什麼，但當時的情緒會一直留在心裡。

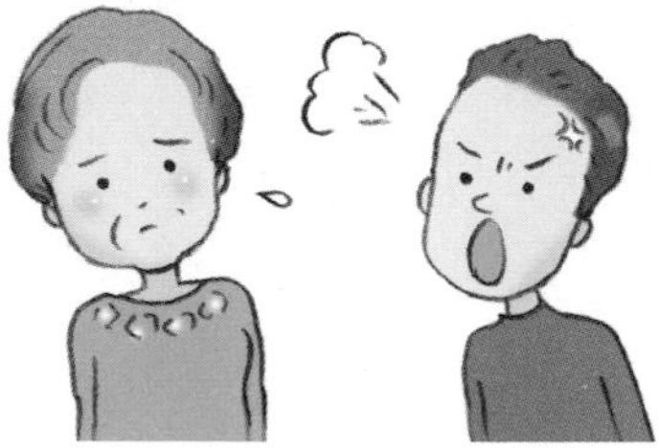

不理不睬

孤單、不安的情緒會加速症狀惡化。

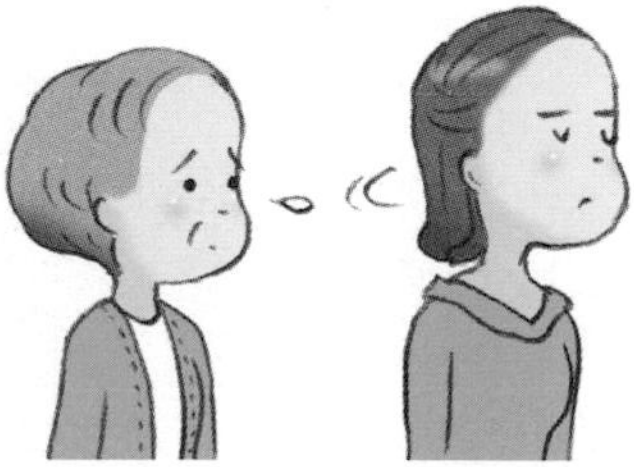

舉手斥責

會傷害失智者的自尊心而對照顧者產生敵意。

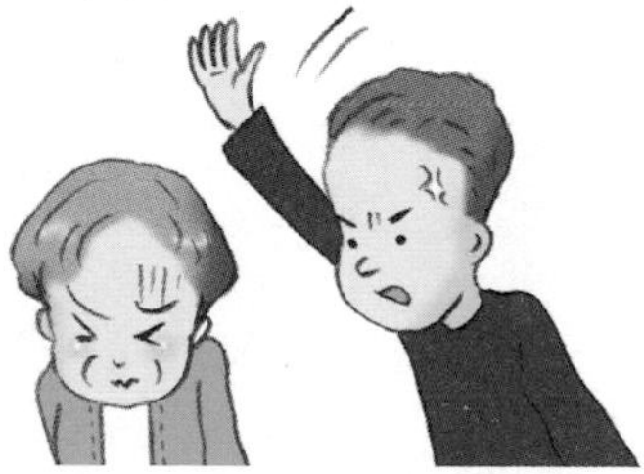

避免生活環境的改變

盡可能留在熟悉的環境中

環境改變可能會使症狀突然惡化或產生新的 BPSD 症狀。

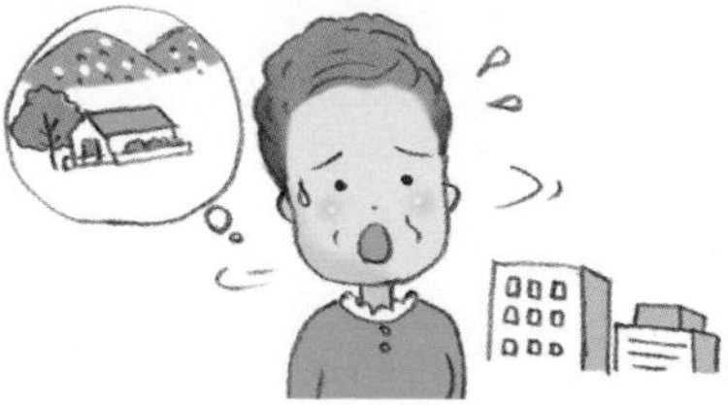

不要改變生活習慣

維持過往的生活習慣能穩定失智者的情緒，減少 BPSD 症狀的機會。

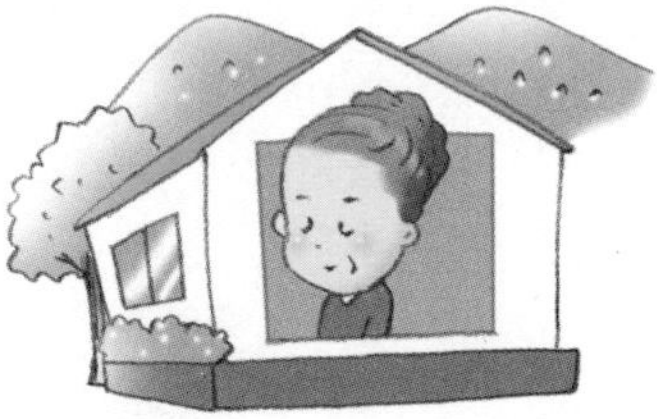

什麼是BPSD？

試著想像一下BPSD發生的原因

許多家屬都很難接受失智者的BPSD症狀。但其實只有家屬能夠瞭解這些症狀出現的原因。

為什麼失智者經常說些顯而易見的謊話

失智者的許多行為都會讓家屬感覺「為什麼他要這麼做？」但其實這些行為都有其背後原因。

例如，阿茲海默型失智症患者經常會有的「說謊」行為。

患者可能正在想今天要穿什麼衣服，所以從衣櫃裡拿出好幾套衣服，但途中就因為記憶障礙而忘記自己正在做什麼。家屬發現後大聲斥責「你在做什麼！」因為失智者本人並不記得自己做了什麼事，所以覺得一定是別人做的，為了主張自己的正當性，便說出一些馬上會被拆穿的謊話。

想像失智者為什麼這麼做

如果照顧者只把這些症狀視為「失智症的一種症狀」，便會不小心錯過失智者在不安、焦慮、緊張的精神狀態中所傳遞的訊號。

如何面對失智者的BPSD症狀，其實可以從患者為什麼說出這樣的話、表現出這樣的行為中找到許多提示。而這些行為通常會受到失智者過去的人生經驗、生活方式和價值觀所影響。

因為家屬最了解失智者在發病之前是怎麼樣的人，所以可以提供比任何其他照護員更好的照護方式。

家屬應該在生活中多觀察失智者的行為模式，思考他為什麼這麼做的原因，並找出最好的處理方式。

為什麼會出現BPSD症狀？

發生 BPSD 背後的原因

因為失去記憶而感到不安、焦慮

因為事情處理不好而產生無力感

被罵之後感到憤怒、不滿

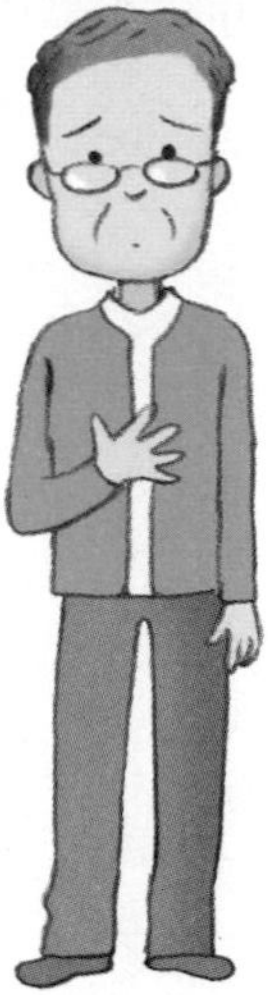

覺得身邊的人都不瞭解自己的孤獨、疏離感

困惑（不覺得某些事情是自己做的）

責任感（希望自己是有用的人）

BPSD 的發生和情緒轉折

事情做不好

➡因為失去記憶而感到不安、情緒低落。

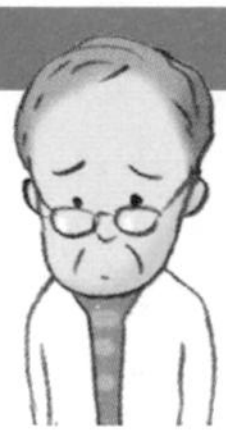

↓

被身邊的人否定

➡對於自己認知功能衰退感到沮喪，因而對身邊的人感到厭惡，覺得沒有人了解自己。

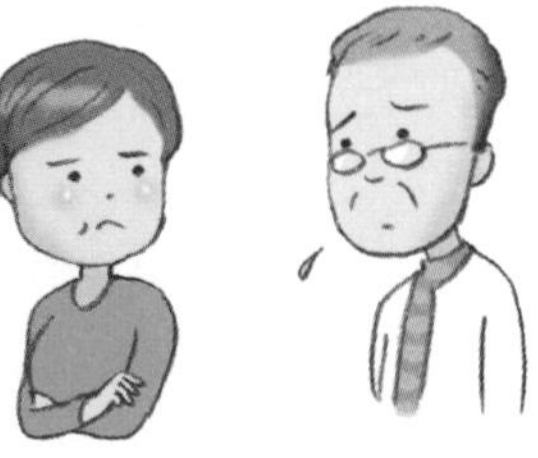

↓

無法順利讓他人了解自己

➡變得具有攻擊性、經常做某些事情吸引對方的注意。

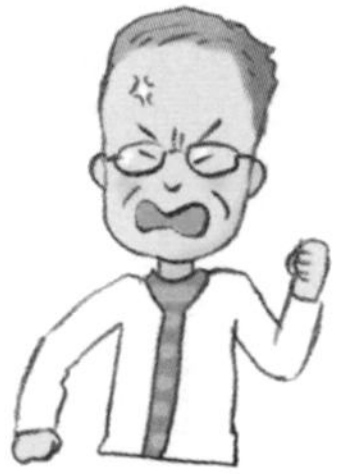

↓

症狀惡化

什麼是BPSD？

BPSD沒有妥善處理的話會加速失智症惡化

處理方式不妥會可能造成BPSD惡化。照顧者應該盡可能放鬆心情，以避免類似狀況發生。

沒有任何一套方法適用於所有失智者

BPSD的處理方式並沒有標準。最好的辦法就是充分了解每個失智者，並與其建立良好的信賴關係。

雖然照顧者都很明白這一點，但遇到不順利時，很多人還是會忍不住大小聲。而這些行為可能都會造成失智症對照顧者的不信任。

失智者經常不知道自己身在何處、不知道眼前這個人是誰。在這樣的狀況下，如果失去了可以百分之百信任的人，可能會造成失智者的精神狀態不穩定、病情惡化甚至出現出現新症狀。

穩定的人際關係比完美的照護更重要

如果照顧者出現了「已經不知道怎麼面對失智者才好」的念頭，不妨先深呼吸一口氣，再冷靜下來靜觀其變。只要不會發生危及生命的危險，過一段時間再處理也無所謂。

某些失智者的行為我們可以視而不見，讓他們想做什麼就做什麼，直到滿意為止。例如洗碗或洗衣服，就算失智者做得不好，也不要覺得「等一下我還得重做一次」而沮喪，不妨轉換成正面想法，告訴自己「等一下我再重做一次就好了」。

我們不需要要求自己做到百分之百，還是要以照顧者和失智者之間的良好信賴關係為第一考量。

不知道怎麼面對BPSD時怎麼辦？

先深呼吸一口氣

發現自己快要控制不住時，先不要說話，深呼吸一口氣。

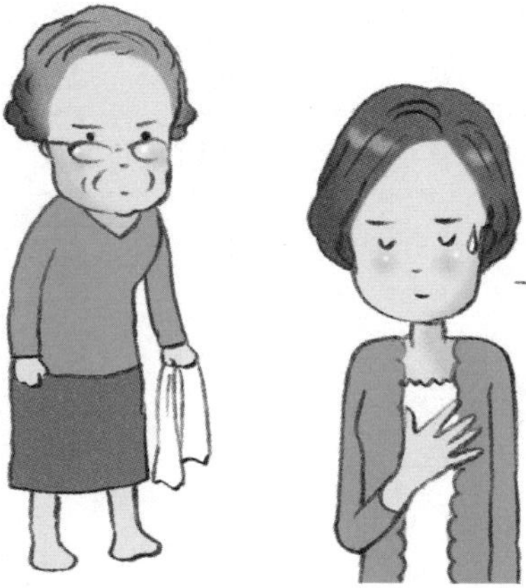

再多觀察一下

有時候過了一段時間症狀就會自然減緩，或是失智者對這件事情就沒有興趣了。

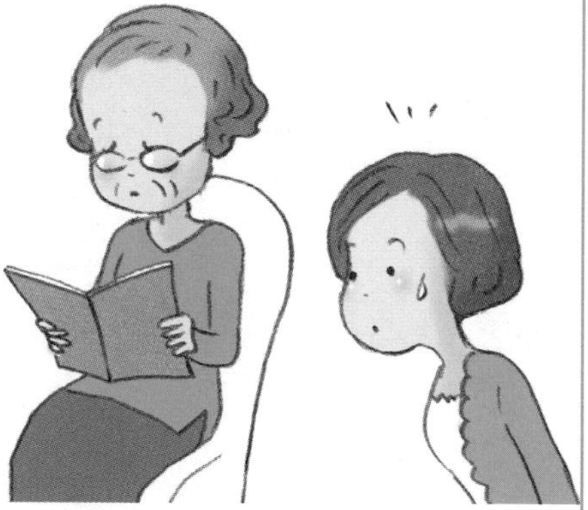

假裝沒看見

不要試圖阻止，讓失智者做自己想做的事。

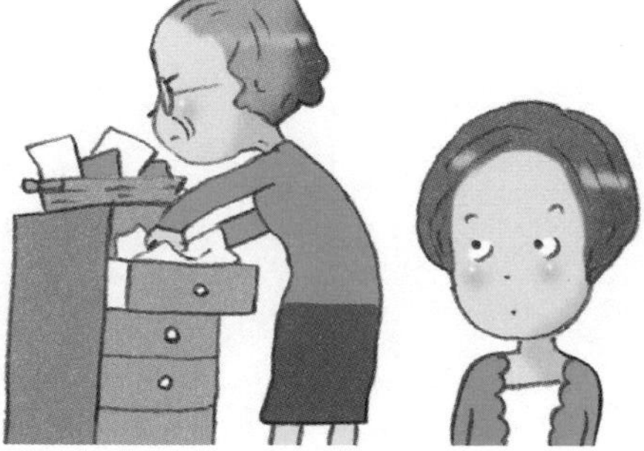

改變自己的想法

只要不會弄得亂七八糟，就試著告訴自己這麼做就是最好的辦法了。

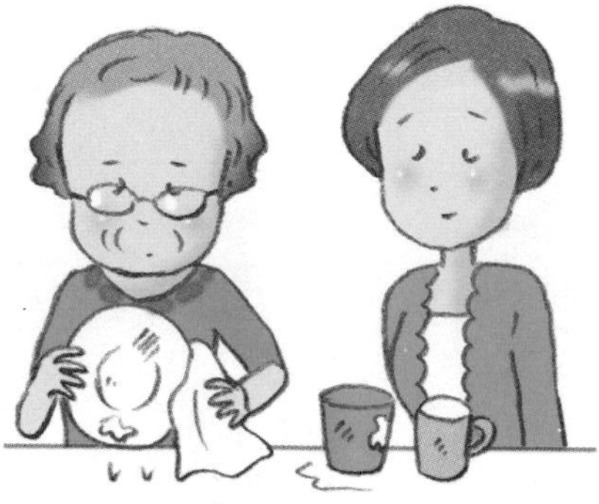

BPSD的處理方式

忘記自己已經吃過

這是伴隨記憶障礙而來的典型症狀。記得不要敷衍，盡可能滿足他的需求。

有時候明明患者已經吃過飯了，卻又頻頻催促「飯還沒有準備好嗎？」這是因為近期記憶或大腦的飽食中樞障礙所引起。

這時如果一味斥責、重複說明、隨便應付過去的話，反而會造成反效果。

有些患者的潛在壓力會表現在食慾上，所以這時應該仔細聆聽患者的需求，適時拿些零食或簡單的餐點給他吃。如果次數太過頻繁，也可以減少每次餐點的分量、增加用餐的次數。

不佳的處理方式

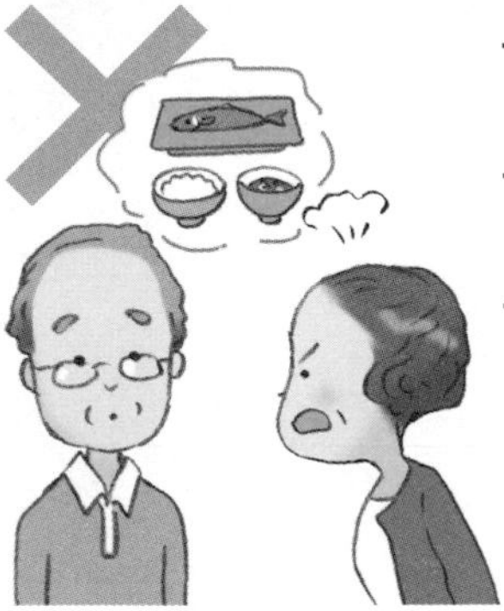

- 斥責「剛才不是吃過了嗎！」
- 說明「〇分鐘前已經吃過了。」
- 隨便應付過去「等下一餐才可以吃。」

較佳的處理方式

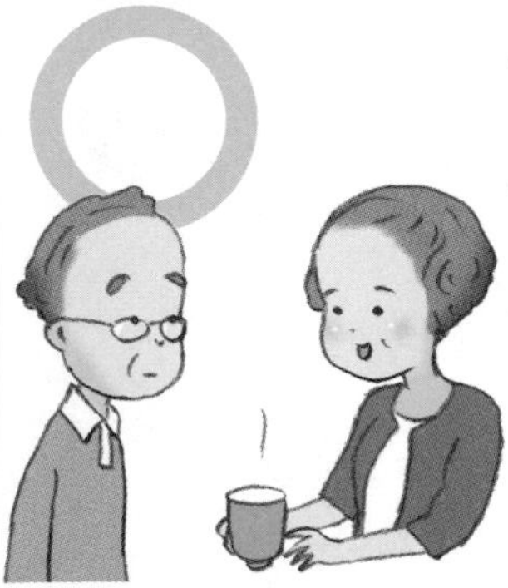

- 告訴他「現在就去準備」並拿出簡單餐點給他吃。
- 分散注意力「吃飯前先喝杯茶吧」。
- 吃過飯的餐具先不急著收。

什麼東西都往嘴裡放

BPSD有很多症狀會使失智者做出好像回到嬰兒時期的行為。這時可以藉由肢體接觸來改善。

有時失智者會把食物以外的東西放入嘴裡，這種行為稱為異食。

異食通常發生於情緒不安、感覺壓力、肚子餓，或是飽足中樞受到傷害的時候。也有人認為和顳葉和額葉出現萎縮時的口唇傾向亢進（什麼東西都以嘴巴確認）相關。

異食有時候會危害生命安全。如果吞入的是藥物或電池等物品，應先確認是否塞住喉嚨並立刻送醫。

不佳的處理方式

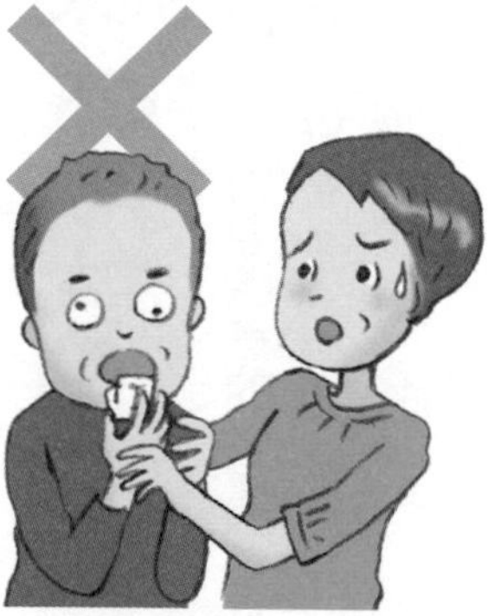

- 口氣強硬「你在吃什麼！！」
- 硬把嘴巴撬開、伸手進去挖。
- 不管吞進去的是什麼，都要他吐出來並馬上灌水。

較佳的處理方式

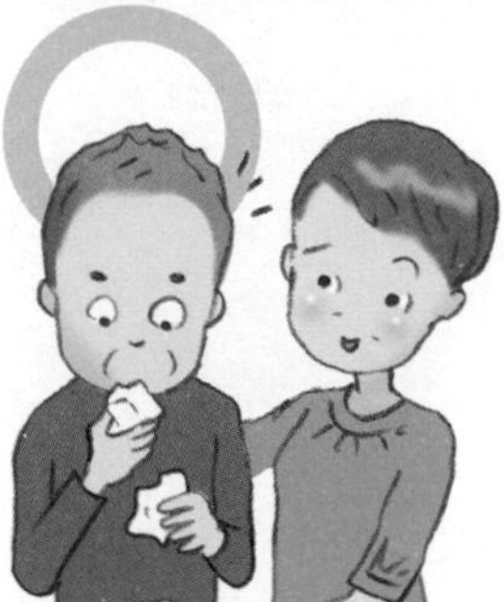

- 拿出食物來告訴他「這個比較好吃喔」，讓他自然張開嘴。
- 如果沒有塞住喉嚨的話，就不強迫吐出來，並立刻送醫。（如果吞進去的是香菸就要催吐、洗潔劑的話不催吐並喝大量的水）

BPSD的處理方式

有時候會半夜醒來大吵大鬧

如果失智者日夜顛倒的狀況沒有改善，對照顧者的負擔就會變大。這時可以尋求看護保險的夜間照護服務的協助。

年齡漸長後，生理時鐘的功能會變差，因此經常會在半夜醒過來。罹患失智症之後，這樣的狀況會越來越明顯。此外，定向感障礙也會使人無法分辨日夜的差異，獨處的時候會感覺孤單或恐懼而吵鬧，夜晚則可能因為譫妄引發幻覺或因意識低落而吵鬧。

若想改善日夜顛倒的狀況，首先應該養成規律的生活節奏。早上起床後曬太陽並增加白天的活動量，以提高睡眠品質。

不佳的處理方式

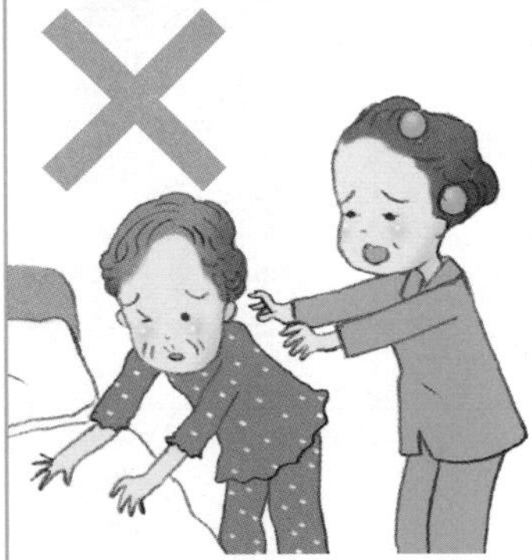

- 責備「現在都已經幾點了！」
- 把他強壓到床上去，「趕快睡覺！」
- 隨便給他吃點東西，讓他保持安靜。

較佳的處理方式

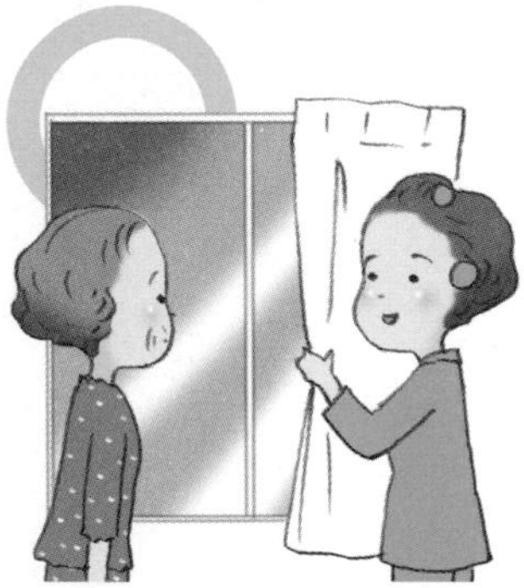

- 準備溫飲料給他喝，穩定情緒。
- 一起睡在同一個房間裡。
- 讓他看窗戶外面的景色「你看已經這麼晚了，有事情明天再說吧！」

BPSD的處理方式

把弄髒的內衣褲藏起來

失智者會把一些不想被人看見的東西藏起來，是因為覺得不好意思。處理的時候記得不要傷了他的自尊心。

因為記憶障礙而越來越常健忘的時候，失智者通常不願意承認自己的失誤，所以會說謊或把東西藏起來。有些患者也因此會把失禁後弄髒的內褲藏起來。

失禁和健忘一樣，對早期失智症患者本人來說都是很大的打擊，也會因為覺得丟臉而想辦法隱藏。

這時候如果馬上拿出尿布幫他穿上的話，會傷害失智者的自尊心，反而加速症狀惡化。

不佳的處理方式

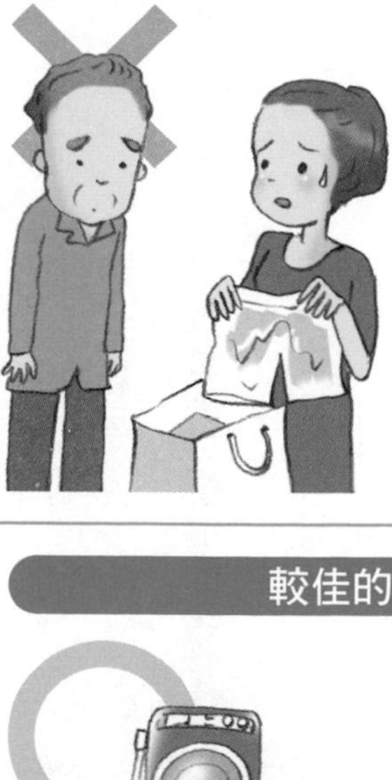

- 斥責「怎麼可以藏在這裡！」
- 指責「又尿褲子了！」
- 威脅「再尿褲子就給你穿尿布喔！」

較佳的處理方式

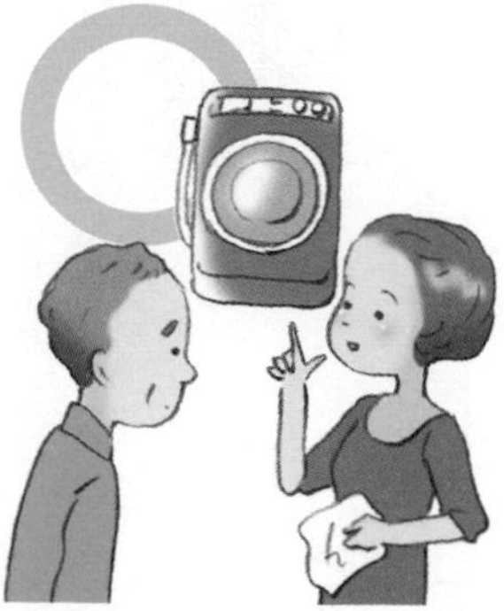

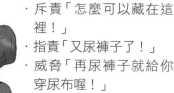

- 「沒關係喔，我去洗一洗就好。」
- 「有其他衣服要洗的話一起拿出來吧！」請患者拿出其他東西。

BPSD的處理方式

變得不喜歡洗澡

拒絕洗澡是因為感到難為情或不安。如果幫忙洗澡會給照顧者帶來很大的體力負擔，不妨藉助日照服務的到府沐浴服務。

如果失智者已經忘記洗澡是一件愉快的事情，那麼就算告訴他該洗澡了並幫他寬衣，可能也只會讓他感覺不舒服。

因為失智者不知道接下來會發生什麼事，所以心生恐懼，關在狹窄的浴室裡也會讓失智者感覺不安。還有些失智者擔心脫下來的衣服會被人偷走。這個時候不妨和他一起洗澡，或是一起去泡泡溫泉，轉換一下心情。

不佳的處理方式

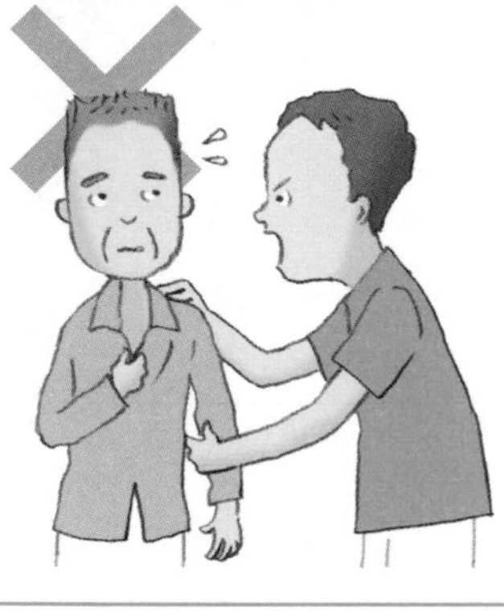

- 強迫洗澡「都已經○天沒洗澡了！」
- 強迫脫衣「趕快把衣服脫下來！」
- 放任「隨你高興！」

較佳的處理方式

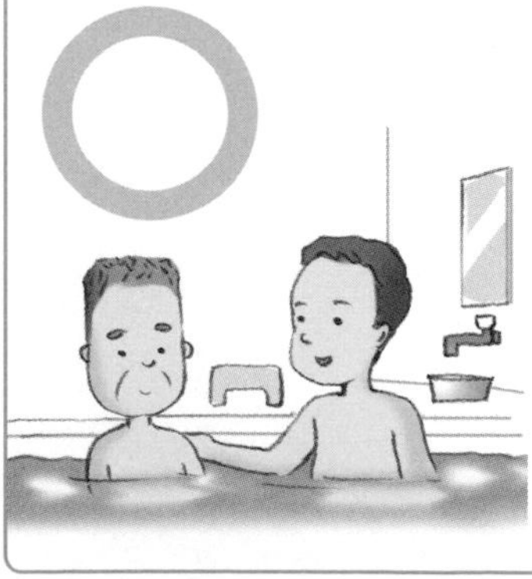

- 用其他說法（如「流一點汗很舒服喔」）代替「洗澡」。
- 照顧者陪著一起洗。
- 外出去泡泡溫泉，讓他感受洗澡舒適的氣氛。

玩弄排泄物

看見失智者摸自己的大便，會對家屬帶來很大的打擊。如果沒辦法在排便之前就做好處理，就應避免讓患者接觸大便。

失智症進入晚期之後，會出現玩弄排泄物或把大便放入嘴裡的行為。這是因為失智者已經不知道大便是什麼了，因為覺得尿布悶著感覺不舒服，所以會把手伸進去，想要拿出來。或是脫下尿布之後不知道怎麼處理才好，才會用手去摸。失智症一旦摸大便被人發現，之後便會重複做出一樣的行為。不妨給失智者戴上廚房用的防熱手套，避免這些行為發生。

不佳的處理方式

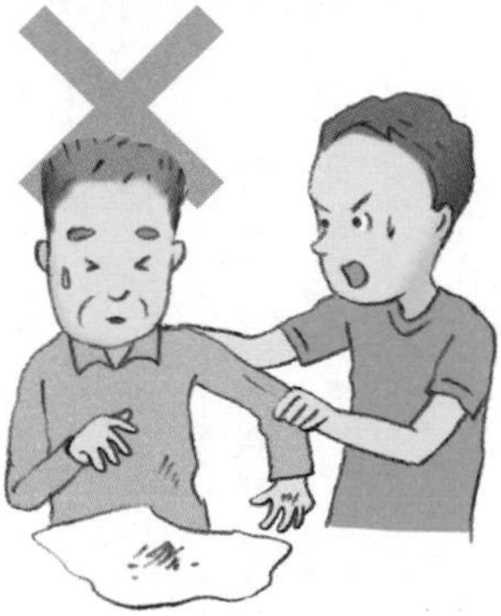

- 大吼大叫「你在做什麼！」
- 突然抓住他的手並帶到浴室。
- 一時克制不住而打他的手。

較佳的處理方式

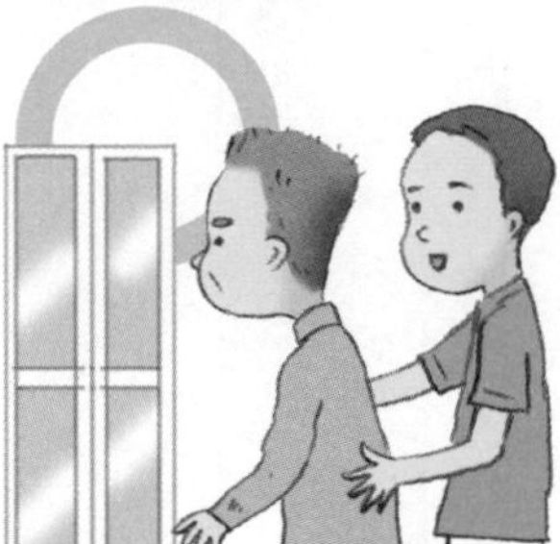

- 對他說「來把手擦乾淨吧」，將他的手擦乾淨後再帶進浴室。
- 發現他在用力時，就帶著他到廁所。
- 發現排泄後馬上幫他換尿布。

BPSD的處理方式

上廁所時總是出狀況

上廁所時出現狀況會造成不好的氣味，衛生問題也常讓家屬頭痛不已。若照護者實在應付不來，就應該考慮使用紙尿布。

排泄失敗有很多原因，處理的方法也不相同。

如果是因為定向感障礙而不知道廁所在哪裡，可以在廁所或走廊裝設夜燈，讓失智者容易找到。

如果失智者已經不知道廁所是什麼、不知道如何排泄、發現時已經失禁了，就必須多加觀察，在適當的時機帶他上廁所。

如果處理失禁的善後問題讓照顧者感到心力交瘁，使用尿布也是一種選擇。

不佳的處理方式

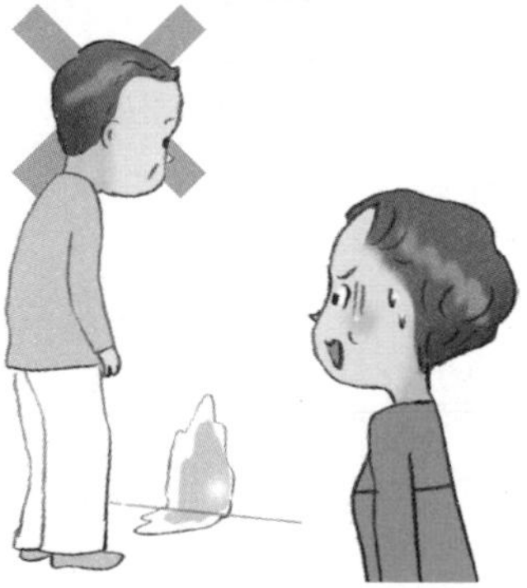

- 斥責「那裡不是廁所啊！」
- 大吼大叫「又來了！」
- 語帶怨懟「你以為都是誰幫你處理善後的！」

較佳的處理方式

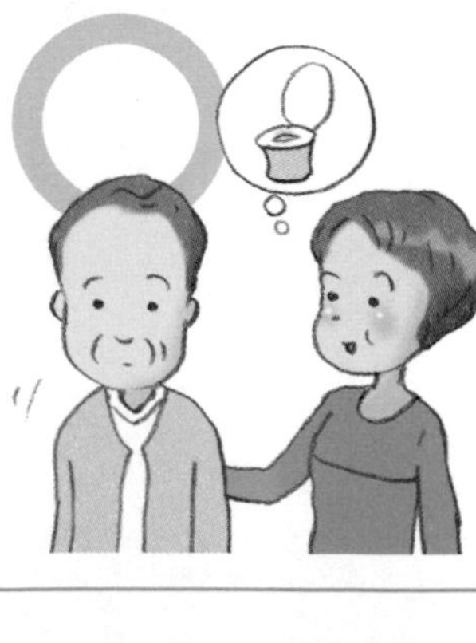

- 如果來不及走到廁所，就引導他去換衣服，並處理善後。
- 發現患者好像沉不住氣時，對他說「一起去廁所吧！」並領他到廁所。
- 準備廁所椅。

BPSD的處理方式

出門後不知道要回家

遊走是失智症的典型症狀之一。應該事先擬好對策，以避免發生危險。

當失智者在家裡感覺不安或不開心，就會想要往外跑，或是不喜歡待在家裡。有時候為了工作或買東西出門，但到了外面卻忘記出門的目的、不知道自己身在何方。有些人知道自己迷路，卻不知道怎麼辦才好，只好一直在路上走來走去。

遊走是很難完全避免的。因此必須事先擬好對策，才能在走失之後盡快把人找回來。

不佳的處理方式

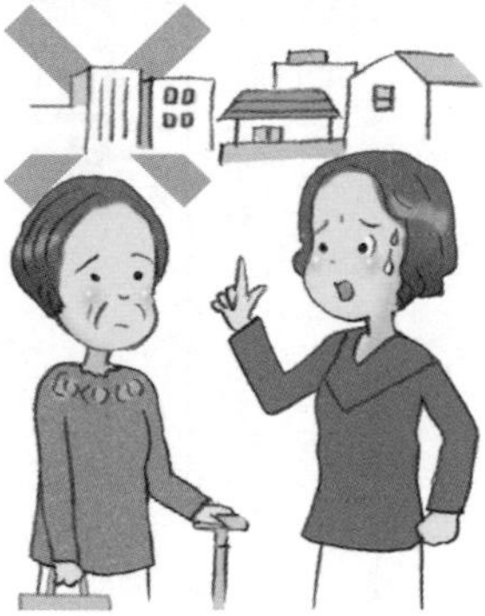

- 斥責「為什麼出去！」
- 責備「不要讓我擔心好不好！」
- 把房間上鎖不讓他出門。

較佳的處理方式

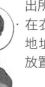

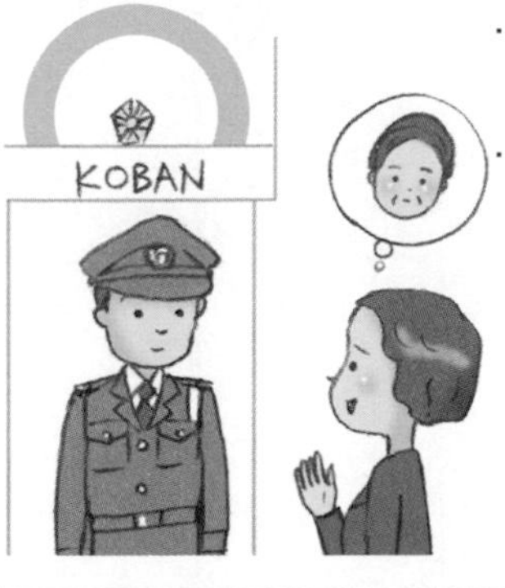

- 事先跟鄰居或附近的派出所打聲招呼。
- 在衣服縫上寫有姓名、地址的布條，或在身上放置 GPS 定位追蹤器。

BPSD的處理方式

到了傍晚就吵著要回家

有些住在家裡的失智者常常吵著「我要回家」。這是因為定向感障礙所引起，使患者潛意識裡想要回到過去充實的生活。

每天傍晚正在準備晚餐、外出的家人紛紛回家，正是忙碌的時段。失智者分不清過去和現在，身處於這種忙碌的氣氛之中，便會產生「我也得趕緊回家」的念頭，所以會說出「我要回家了」這樣的話。

如果被家人制止，失智者會覺得「我回不了家」，因而感到憤怒並大吵大鬧。可以多和他聊天、穩定他的情緒並適時將話題岔開，或是在家中營造出良好的氣氛讓患者產生歸屬感。

不佳的處理方式

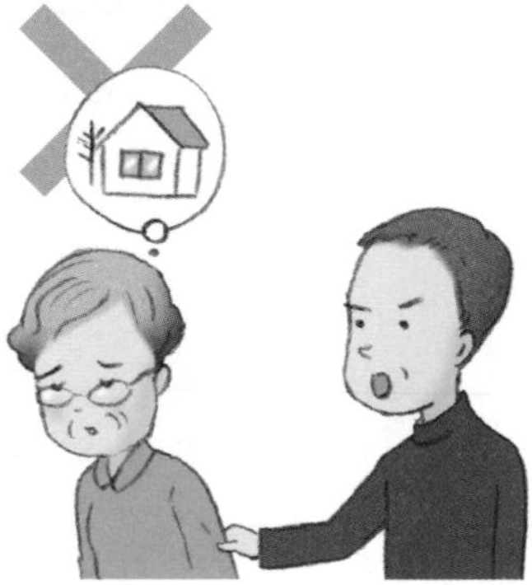

- 語帶嘲諷「哪還有什麼地方可以回去！」
- 嘗試說服「這裡就是你家呀！」
- 出手用力制止「你要去哪裡啦！」

較佳的處理方式

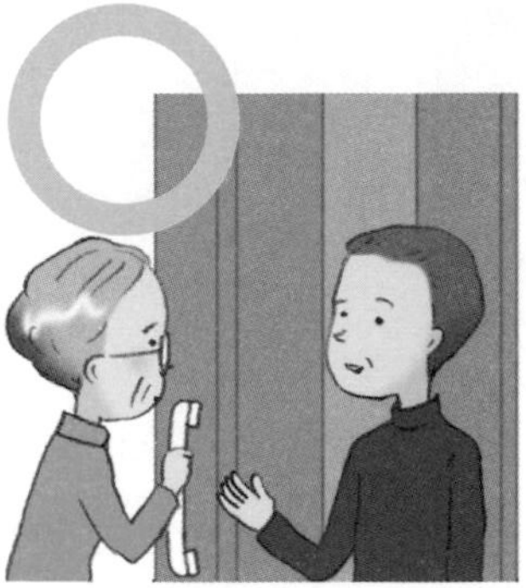

- 試著對他說話，「是不是有什麼急事？」讓他穩定情緒後再設法岔開話題。
- 如果患者非出去不可，就告訴他「我送你回去。」並跟在身後。

BPSD的處理方式

拒絕接受照護

家屬花了許多心力照顧失智者，卻遭到拒絕，通常會因此和患者賭氣。但其實照顧的原則還是要順著患者。

很多失智者會拒絕接受照護，不論什麼狀況，最好都不要強迫失智者。如果失智者出手打人，不妨先從旁觀察一段時間，等他恢復平靜後再問清楚。但如果失智者還是拒絕的話，其實放棄也是一種選擇。

但如果患者拒絕吃藥、吃飯，就可能影響身體狀況，這時候應該及早和醫師討論。

有些患者沒辦法接受自己需要人照顧的事實，要注意不要傷害患者的尊嚴。

不佳的處理方式

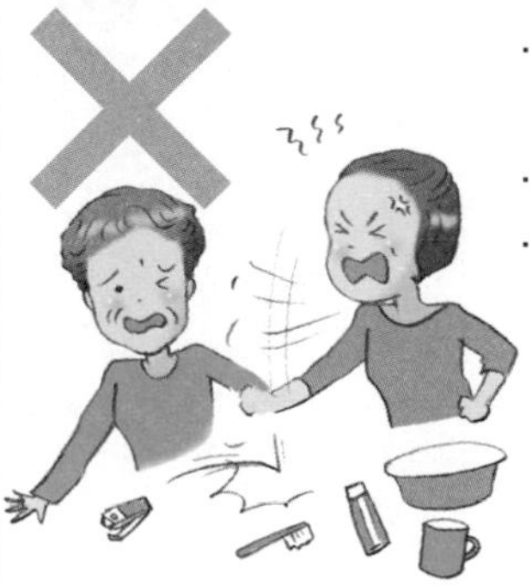

- 「我這是為了誰那麼辛苦！」
- 撂狠話「隨便你了！」
- 出手用力制止。

較佳的處理方式

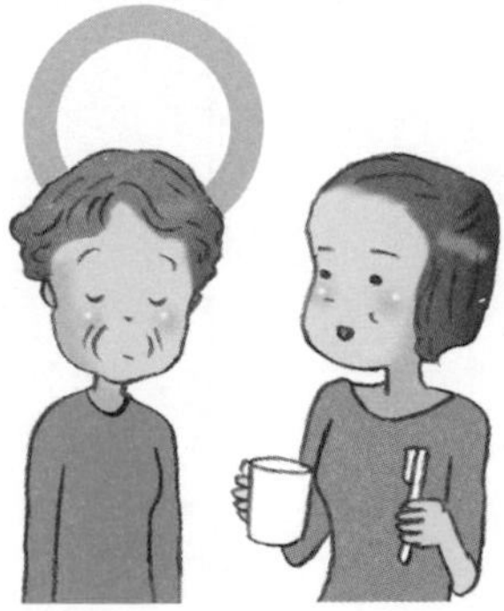

- 先暫時觀察一下，等患者恢復平靜後，再上前和他說話。
- 真的沒辦法的話，就不要勉強。
- 如果患者拒絕吃藥或吃飯，應該及早和醫師討論。

BPSD的處理方式

看見不存在的東西

視幻覺是幻覺的一種，但對患者本人來說，這些影像都非常清晰可見。有時患者會因此拍打或踩踏某些地方。

有些失智者會看見某些別人看不到的人物、昆蟲或是蛇，這就是視幻覺症狀。視幻覺是路易氏體失智症經常出現的症狀之一，視力不好或容易感覺不安的患者也可能因為脫水或發燒而引發這些症狀。

失智者出現視幻覺症狀時，先不要急著否定。尤其是早期路易氏體失智症，許多還未出現其他症狀的患者，都會先出現強烈的幻視覺。一味否定會加速症狀惡化，更可能引發其他失智症狀。

不佳的處理方式

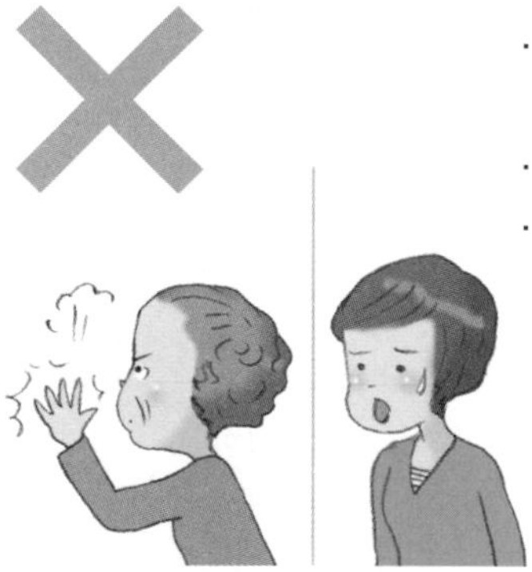

- 否定「根本沒有你說的那種東西啊！」
- 斥責「不要再鬧了！」
- 不予理會「又在亂說話了」

較佳的處理方式

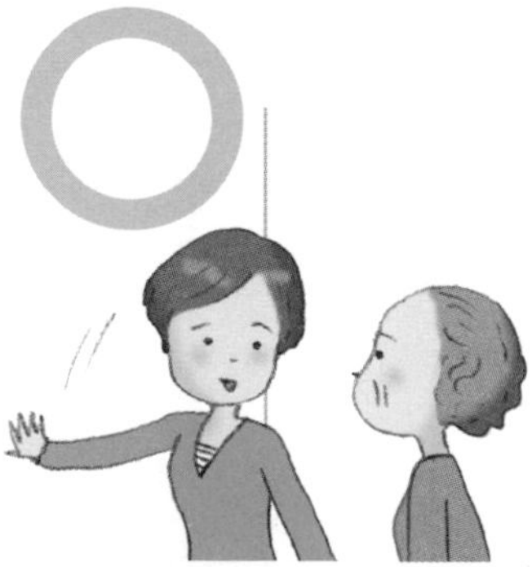

- 假裝把這些東西拍掉，讓患者安心。「已經都沒有了喔」
- 維持室內明亮，如果是窗簾的圖案引起錯覺，就把窗簾換掉。
- 若視幻覺一直出現或患者的情緒無法穩定時，可與醫師討論。

BPSD的處理方式

覺得別人偷他的錢

「妄想東西被偷」是BPSD的代表症狀之一。患者懷疑身邊親近的人是有原因的。

失智症的早期患者經常會出現「被偷妄想」，覺得自己的錢、珠寶被人偷走。這是來自於健忘所產生的自我防衛反應。因為患者在發病之前什麼事情都能自己做得很好，卻突然變得必須接受別人照顧，為了維持和照護者之間的對等關係，所以經常會誣賴照護者偷東西。或者是希望別人多陪陪他，卻得不到正面回應，所以產生不安情緒而造成。

不佳的處理方式

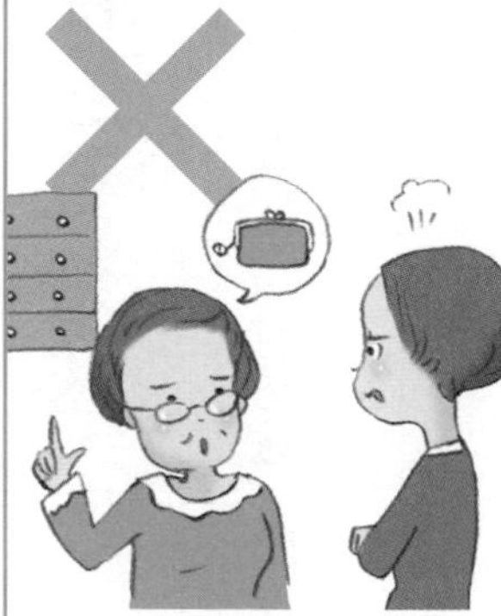

- 否定「我怎麼可能偷你的錢！」
- 責備「一定是你自己忘記放在哪裡了！」
- 不予理會「又來了！」

較佳的處理方式

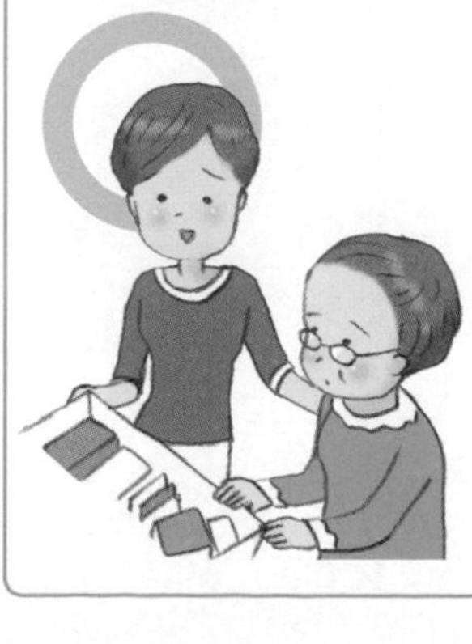

- 「怎麼會這樣呢！」表示同情，並和他一起找。
- 一邊幫忙找，一邊岔開話題。
- 平常有時間就多和患者說說話。

把沒付錢的東西帶回家

失智者經常會表現出反社會行為，但他們並沒有惡意，處理時應該以不傷害失智者為第一優先考量。

認知功能退化後，許多失智者會出現違反社會規範和道德的行為，有時候會擅自拿走店裡面或別人的東西，因為他們分不清楚自己的和別人的有什麼不同，看到喜歡的東西不懂得如何自制，但本人是沒有惡意的。

即使我們向他解釋這麼做是不合法的，失智者也聽不懂，只會在心裡留下憤怒、不愉快的情緒。一旦發現失智者出現類似的行為，可以事先想好如何處理，例如代替他去道歉等。

不佳的處理方式

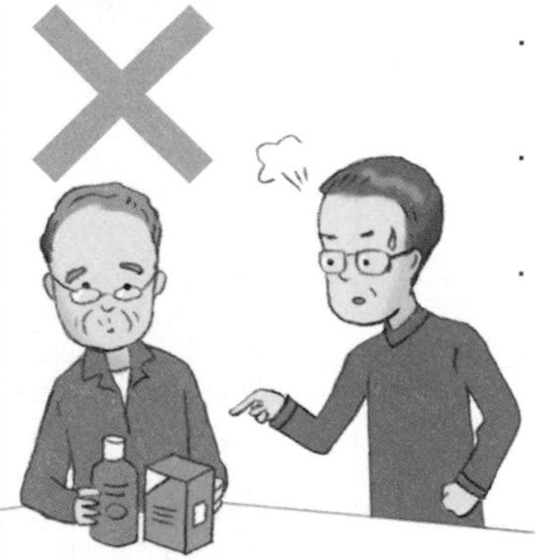

- 質問「這是去哪裡拿來的！」
- 責備「這麼做是犯法的！」
- 「交給我！我去跟人家道歉」並搶過患者手上的東西。

較佳的處理方式

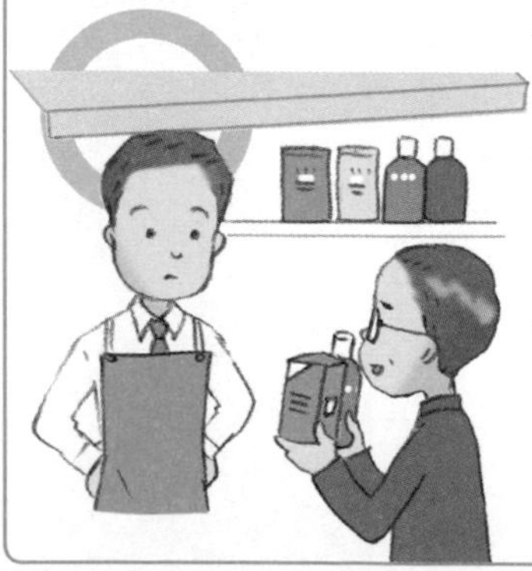

- 「這在哪買的？」前去向店家說明、道歉。
- 先向附近的店家打聲招呼，並留下自己的聯絡方式。
- 如果拿回來的是高價位的商品，應該趁著失智者沒有發現的時候還回去。

BPSD的處理方式

亂撿東西回家

家中堆滿了無用的東西確實讓人感覺不舒服，但適度容忍也是必須的。

許多失智者會把垃圾、石頭等沒有用的東西撿回家，這是因為在他們的認知裡覺得「很浪費」或「撿回來放在家裡，會覺得很放心」。

最好的處理方式是等到失智者對這樣東西不感興趣後再偷偷拿去丟掉，但有時失智者發現東西不見了，會以為家中遭小偷而感到不安。也有些失智者看到東西才會覺得放心。如果不會造成衛生問題，之後分批偷偷處理掉就好。

不佳的處理方式

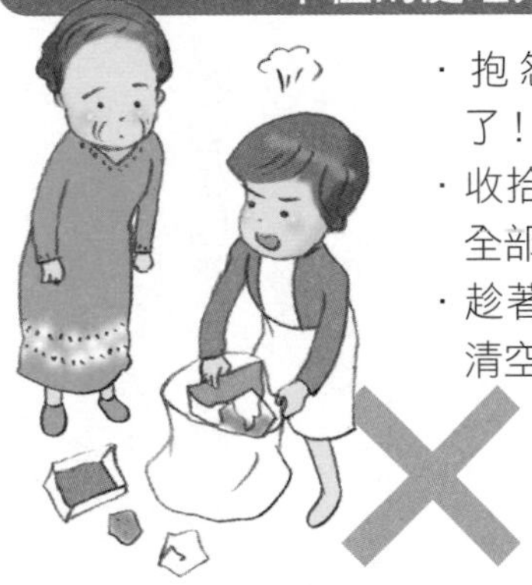

· 抱怨「又撿垃圾回來了！」
· 收拾整理「今天一定要全部丟出去！」
· 趁著失智者不在時全部清空。

較佳的處理方式

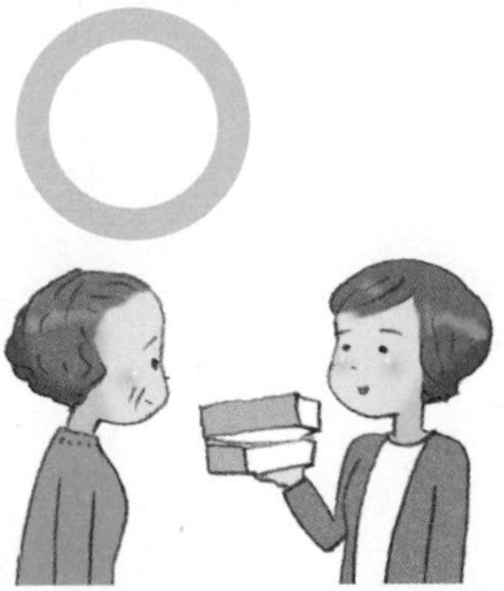

· 表示理解「這個東西一定很重要吧！」
· 如果是不衛生的東西、別人的東西，就趁他不在時盡早處理。
· 一點一點偷偷拿出去丟掉。

BPSD的處理方式

嫉妒心變強

如果是由另一半負責照顧，失智者很容易因為越來越依賴另一半而產生嫉妒妄想。

另一半擔任主要照顧者時，失智者會因為不得不接受對方照顧而感到自卑，如果對方沒有一直把注意力放在自己身上，就會感到強烈不安。因為他們會擔心另一半趁著外出時和別的異性偷偷見面，因而發生嫉妒妄想。

這時不可以不當一回事或是堅決否定，這麼做有可能引發失智者施以暴力解決，應該特別注意。

不妨多利用日照服務，讓失智者多和照顧者以外的人接觸，可以獲得改善。

不佳的處理方式

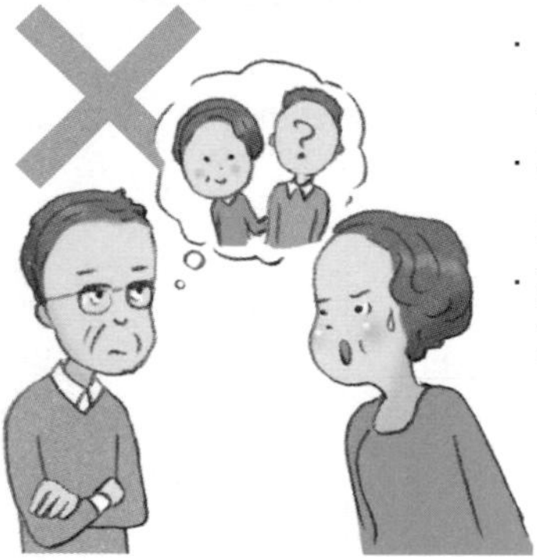

- 否定「怎麼可能這樣！」
- 不當一回事「說什麼蠢話！」
- 挑釁「你再這麼說我就真的做給你看！」

較佳的處理方式

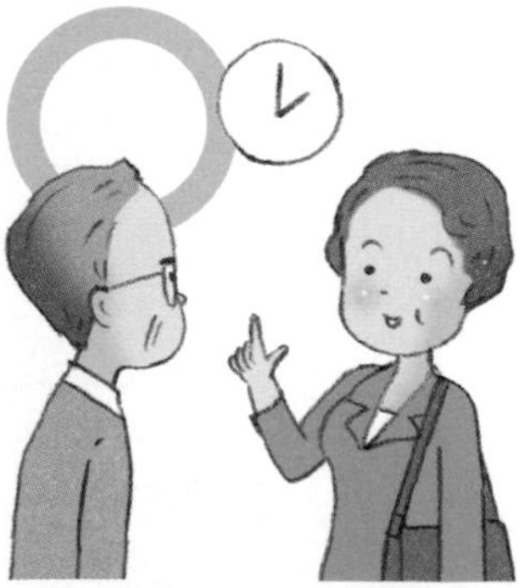

- 外出前先告知出門目的和回家時間。
- 平常多些肢體接觸，讓失智者不會感覺孤單。
- 盡可能避免提到其他異性或可能刺激情緒的話題。

BPSD的處理方式

突然大吼大叫

隨著失智症日益惡化，彼此的溝通會越來越困難。應多注意周遭生活環境或患者的身體是否出了什麼狀況。

認知功能退化後，患者很難向旁人敘述自己所想的事情、希望對方為他做什麼事，如果累積太多不滿或不安的情緒、遇到睡不著或便祕等生理上的不舒服，就會突然大吼大叫。

這時應該想辦法讓他穩定下來，再試著問出他想要表達什麼。

有時候譫妄也會讓失智者變得激動而突然大叫，若還有暴力行為的話，可以暫時離開現場，等患者平復心情。

不佳的處理方式

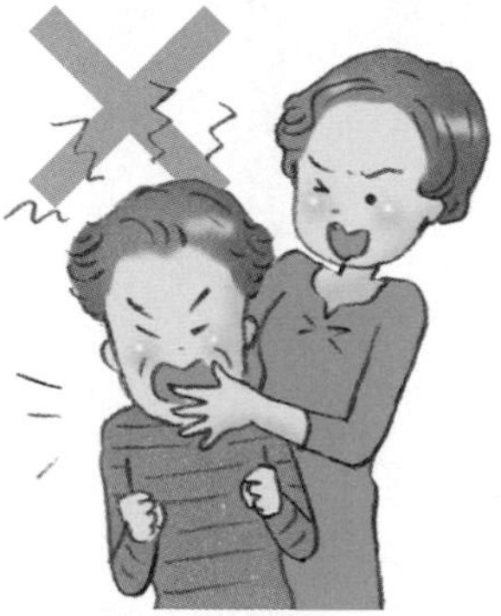

- 斥責「給我安靜一點！」
- 摀住他的嘴巴「吵死了！」
- 不予理會「隨便你愛怎麼叫就怎麼叫！」

較佳的處理方式

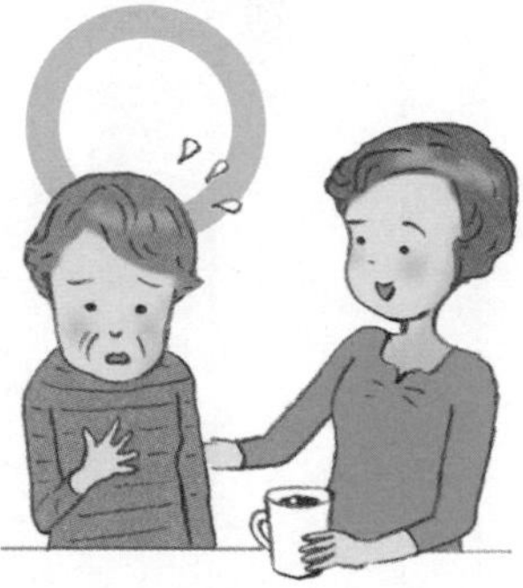

- 上前表示關心「怎麼啦？」
- 對他說「要不要喝杯茶？」並試著緩和情緒。
- 檢查屋內的環境，確認患者是否哪裡不舒服。

BPSD的處理方式

打人

有時候家人的態度和所說的話會引發失智者使用暴力。不妨重新想想彼此相處的方式是否恰當。

失智症若無法控制自己的情緒，就會因為很多小事而生氣。隨著理解能力越來越差，就更常出現不安、煩躁等狀況，這時如果又被家人責罵，就有可能會動手打人。

此外，額顳葉型失智症患者會因為人格改變而變得易怒，路易氏體失智症患者也會伴隨著幻覺而產生暴力行為。而且越是試圖制止，患者的情緒會越激動，應該在一旁等他穩定下來。

不佳的處理方式

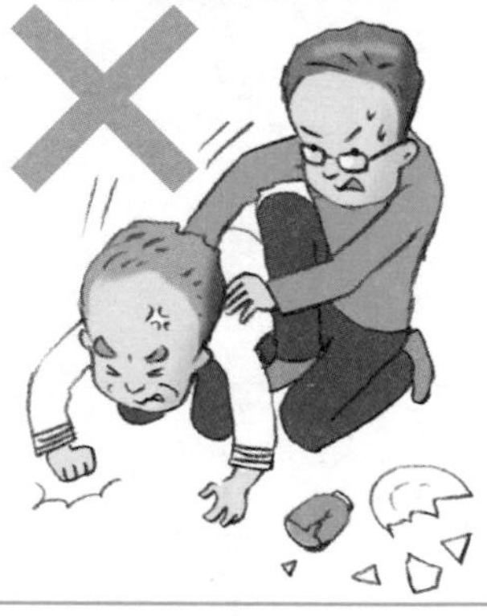

- 壓住他「冷靜一下！」
- 奮力抵抗「你不要這樣。」
- 把他關起來「再這樣的話，我就不管你了！」

較佳的處理方式

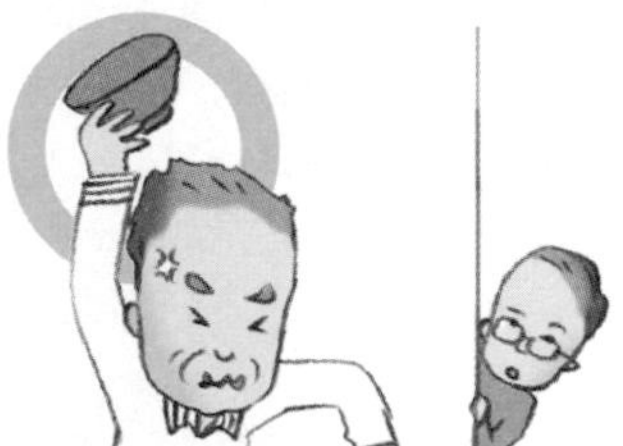

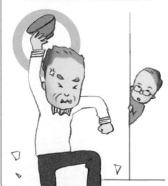

- 暫時在一旁觀察。
- 注意自己是否講話或態度傷了患者的自尊心。
- 照護的時候，如果要碰觸身體，要先提醒他。

注意失火及交通事故

失智者的認知能力變差之後，家屬應留意避免發生意外。像是暖氣設備或烹調用具，最好選用安全性較高的產品，也應禁止開車。

使用插電的暖氣設備和烹調器具

許多失智者被診斷為失智症之後，還是可以繼續獨自生活，只要惡化程度不嚴重，一個人住應該也是沒有問題的。但不管是否與家人同住，失智者容易發生的一些危險行為都必須靠家人多加留意。

尤其是可能會對四周環境造成重大影響的火災和交通事故，更要特別小心。如果失智者忘記關火、做出某些可能引發事故的動作，就算加以責備還是無法避免日後發生危險的可能，必須靠家屬多花點心思在預防事故上。為避免火災發生，暖氣設備可選用空調、電毯、電暖器等安全性較高的產品。煮飯時改用電磁調理器也比瓦斯爐安全。

尤其是當患者必須一個人獨自在家時，打造「不用火」的居家環境會比較安全。

失智者不開車家人才放心

年紀越來越大之後，不管是到醫院回診或是外出，許多長者在生活中仰賴汽車的機會越來越多。但如果被診斷出失智症或醫師要求停止開車，家人就應該規勸長者交回駕照。如果長者無法接受，不妨邀請其他家族成員一起加入說服。

避免爭端

小心惡質行銷

認知功能退化的長者很容易因為被惡質行銷所騙。家屬應該隨時注意家中是否多出高單價的物品，若發現可能受騙上當，可對外尋求協助。

常待在家中的長者容易遇到惡質行銷

大部分的長者對於「金錢」、「健康」、「孤單」容易感到不安，業者會用話術使長者感到心慌，再假裝親切取得信任，把長者騙得團團轉。而且因為待在家裡的時間較長，所以很容易被上門推銷或電話行銷的方式所騙。

如何保護失智者不被騙

容易被騙的以獨居者及長者居多。不同住一起的子女無法要求長輩不准買東西，也不能認定每一個業者都是惡質業者。平常不妨多留意以下幾點，可以減少父母遇到惡質行銷的機會。

①多注意家中的狀況

注意家中是否多出了高單價物品或突然進行整修，也可以留意一下是否有請款單、收據等文件。

②聲請監護宣告

許多惡質業者明知買方是失智症患者，卻仍然遊說簽下高額買賣合約，若有需要可以向法院聲請「監護宣告」預防這樣的風險。

③將損失降到最低

失智者並不知道自己被騙，所以會連續被多家業者所騙，等家人發現時，被騙金額大多已經非常龐大，重要的是能夠盡早點發現，才能將損失降到最低。

惡質行銷的現況

接獲 70 歲以上長者的諮詢件數統計

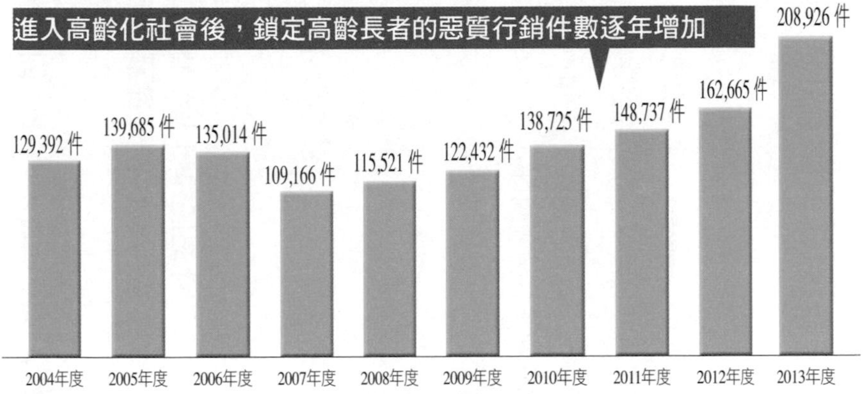

（出處：獨立行政法人國民生活中心 2013 年度調查）

銷售手法件數別（70 歲以上）

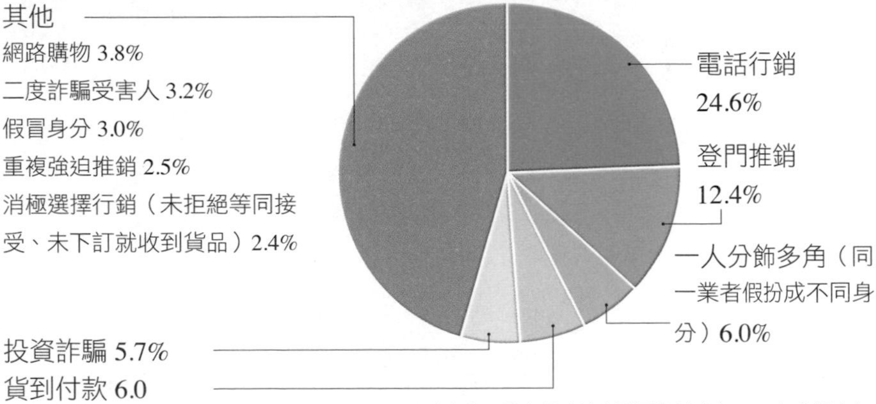

（出處：獨立行政法人國民生活中心 2013 年度調查）

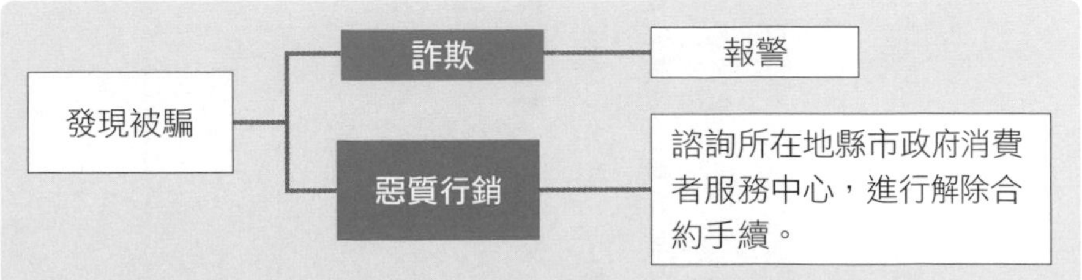

避免爭端

什麼時候開始不適合獨居？

患者開始出現BPSD症狀之後，就很難繼續一個人獨自生活了。如果擔心患者的健康出現狀況或發生危險，就應該考慮是否與家人同住。

可以獨居到什麼時候？

兒女長大成人之後，就只剩下夫婦兩人互相照顧。等到其中一人過世，留下來的另一人就會面臨獨居。早期失智者在記憶障礙不太顯著時，獨居還沒有什麼問題。但子女卻很難判斷長者應該從什麼時候開始避免獨居。

失智者在子女要求下開始同住之後，因為環境變化太大，反而有可能使失智症狀惡化。如果不住在一起，而子女就住在附近，還可以偶爾過去查看狀況，長者身體狀況不好時也能暫時搬過去同住。但如果子女住得較遠，獨居時若發生意外可能就會陷入無法挽回的餘地。家屬應該根據失智者的症狀程度來判斷是否接長者同住，或是選擇適合的照護設施。

什麼時候該做決定？

從早期進入中期、開始出現BPSD症狀時，就應該開始思考這個問題。「再這樣下去可能會危及患者本人的健康和安全」、「可能會造成鄰居的困擾，甚至危害鄰居安全」如果有這樣的疑慮，就是該採取一些措施的時候了。也可以和醫師討論患者適不適合繼續獨居，並參考醫師的意見。再由子女共同討論、決定是否和主要照顧者同住，或是安排送至照護機構。

患者是否適合獨居的評估

是否有健康的疑慮、擔心病患發生意外

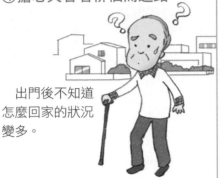

①身體日益衰弱

臥床時間變多後，身體的衰退就會日益顯著。

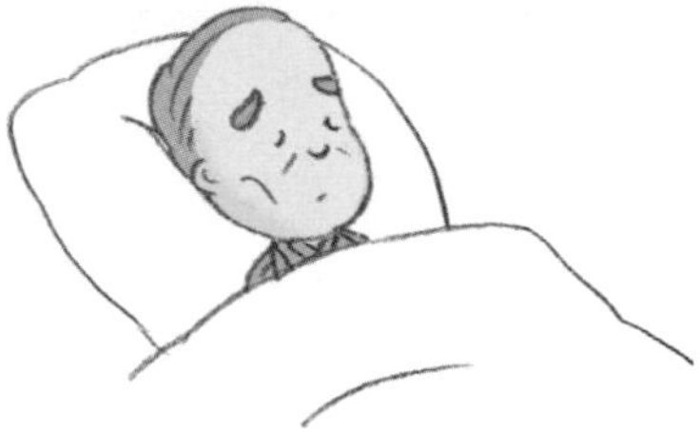

②可能有營養缺乏的疑慮時

失智者可能因忘記吃飯而導致營養缺乏。

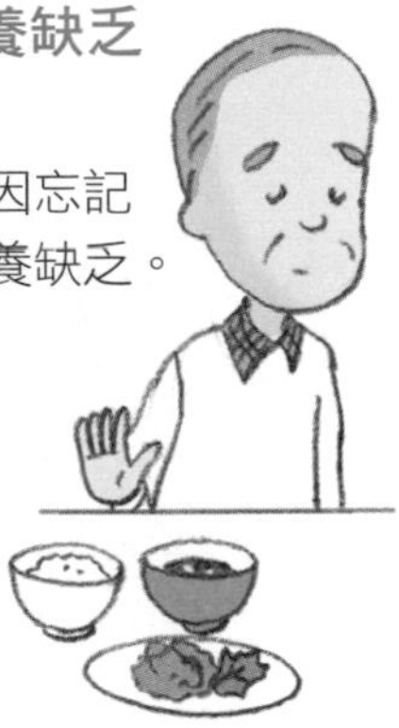

③擔心火災

失智者不懂得如何操作火源或瓦斯爐。

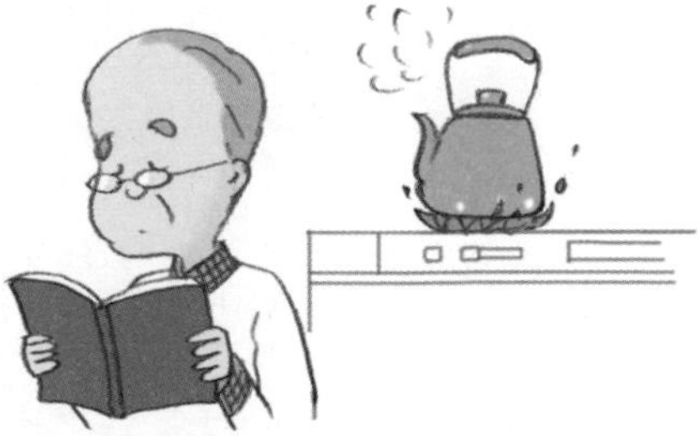

④擔心失智者徘徊而迷路

出門後不知道怎麼回家的狀況變多。

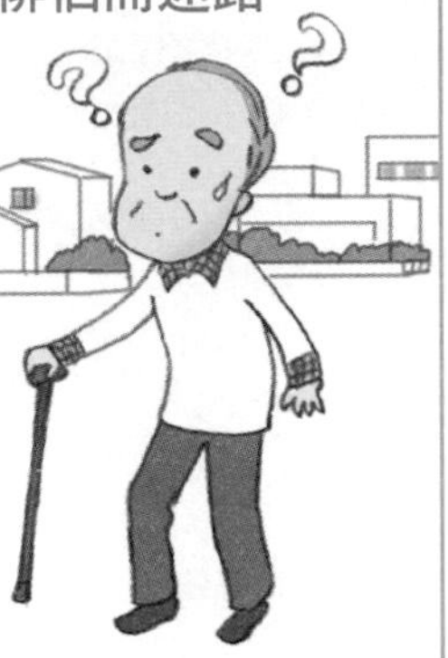

⑤擔心異食

失智者可能吃進食物以外的東西而危害生命。

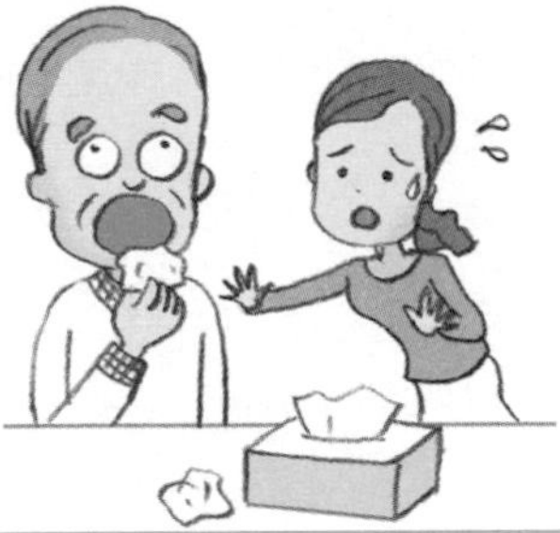

⑥出現暴力傾向

開始對身邊的人施以暴力或口出惡言。

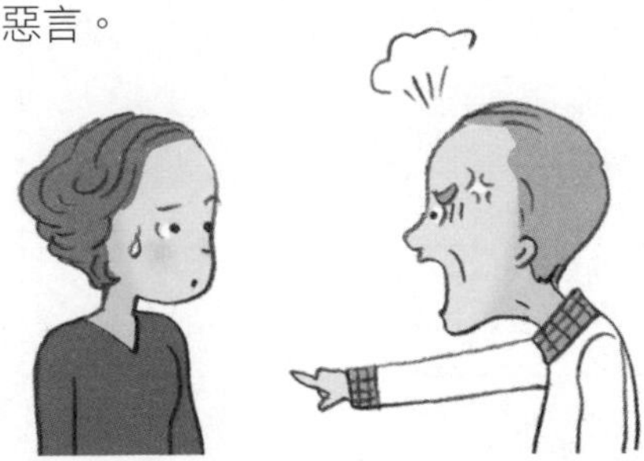

失智症照顧相關資源簡介

<table>
<tr><th>項目</th><th>說明</th><th>申請辦理洽詢</th></tr>
<tr><td>身心障礙手冊</td><td>1. 確診為失智症者符合申辦條件
2. 需備齊長者相關資料後在區公所取得身心障礙者鑑定表後，至鑑定醫院辦理
3. 可享有依戶籍所在地縣市開辦的身心障礙者相關福利服務</td><td>申辦長者的戶籍所在地區公所社會課</td></tr>
<tr><td>重大傷病卡</td><td>1. 至醫療院所索取申請書並掛號專科醫師核示
2. 因失智症就醫時可享有健保規定優惠</td><td>各區健保局</td></tr>
<tr><td>居家服務</td><td>1. 提供固定依次數及按時數的居家服務安排，協助分攤身體或生活照顧事項
2. 提出申請後依照顧管理專員核定時數，由委託單位派員按次協助長者身體或日常生活照顧服務</td><td></td></tr>
<tr><td>居家職能治療服務</td><td>1. 有限次數按照職能治療目標與計畫進行
2. 提出申請後依照顧管理專員核定</td><td rowspan="4">各地長期照顧管理中心或照顧管理中心</td></tr>
<tr><td>居家物理治療服務</td><td>1. 有限次數按照物理治療目標與計畫進行
2. 提出申請後依照顧管理專員核定</td></tr>
<tr><td>機構暫托服務</td><td>1. 可提供家屬或主要照顧者幾天短期的喘息服務
2. 提出申請可有短期天數至機構接受全日的照顧服務</td></tr>
<tr><td>交通接送服務</td><td>協助行動不便長者外出</td></tr>
<tr><td>愛心手鍊（防走失手鍊）</td><td>強化長者走失時需要的通報聯繫</td><td>失蹤老人協尋中心</td></tr>
<tr><td>日間照顧服務</td><td>提供長者日間多元化的活動參與增加人際互動往來</td><td></td></tr>
<tr><td>機構照顧服務</td><td>1. 長者 24 小時住宿的機構型態照顧服務
2. 養護中心及護理之家等</td><td></td></tr>
</table>

※ 資料來源：財團法人天主教失智老人社會福利基金會

陪他走更遠：失智照護專科醫師推薦的輕鬆照護方案，延緩患者病程發展、減輕家人壓力，長照必備萬用手冊

作　　者—今井幸充
審　　定—劉建良
翻　　譯—龔婉如
封面設計—葉若蒂
內頁編排—極翔企業有限公司
副 主 編—楊淑媚
責任編輯—朱晏瑭
校　　對—朱晏瑭、楊淑媚
行銷企劃—許文薰

總 編 輯—梁芳春
董 事 長—趙政岷
出 版 者—時報文化出版企業股份有限公司
108019台北市和平西路三段二四〇號七樓
發行專線—（〇二）二三〇六—六八四二
讀者服務專線—〇八〇〇—二三一—七〇五
（〇二）二三〇四—七一〇三
讀者服務傳真—（〇二）二三〇四—六八五八
郵撥—一九三四四七二四時報文化出版公司
信箱—一〇八九九臺北華江橋郵局第九九信箱

時報悅讀網—http://www.readingtimes.com.tw
電子郵件信箱—yoho@readingtimes.com.tw
法律顧問—理律法律事務所　陳長文律師、李念祖律師
印　　刷—勁達印刷有限公司
初版一刷—二〇一六年六月三日
初版四刷—二〇二三年十一月十三日
定　　價—新台幣二八〇元
（缺頁或破損的書，請寄回更換）

時報文化出版公司成立於一九七五年，
並於一九九九年股票上櫃公開發行，於二〇〇八年脫離中時集團非屬旺中，
以「尊重智慧與創意的文化事業」為信念。

陪他走更遠：失智照護專科醫師推薦的輕鬆照護方案，延緩患者病程發展、減輕家人壓力，長照必備萬用手冊 / 今井幸充作 ; 龔婉如譯. -- 初版. -- 臺北市 : 時報文化, 2016.06
面；　公分
ISBN 978-957-13-6620-3 (平裝)

1.失智症 2.健康照護

415.934　　105006265

ISBN 978-957-13-6620-3
Printed in Taiwan